Maladie de Parkinson :

Un guide complet pour comprendre ses symptômes, son traitement, sa gestion et plus encore !.

Par
Joanne J. Jackson.

Copyright © 2025 par
Joanne J. Jackson

Tous droits réservés. Aucune partie de cette publication ne peut être reproduite, distribuée ou transmise sous quelque forme ou par quelque moyen que ce soit, y compris par photocopie, enregistrement ou tout autre procédé électronique ou mécanique, sans l'autorisation écrite préalable de l'éditeur, sauf pour de brèves citations incluses dans des comptes rendus critiques et certaines autres utilisations non commerciales autorisées par la loi sur le droit d'auteur.

Avis de non-responsabilité : Les informations fournies dans ce guide sont fournies à titre informatif uniquement et ne constituent pas un avis médical. Il est essentiel de consulter un professionnel de santé qualifié pour tout problème de santé ou avant de prendre toute décision concernant votre santé ou votre traitement.

TABLE DES MATIÈRES

CHAPITRE 1
Décrypter la maladie de Parkinson : un regard clair sur une maladie complexe

Comprendre la maladie de Parkinson : un guide simplifié.........7
- Alors, qu'est-ce que la maladie de Parkinson exactement ?..............................8
- Qui est généralement touché ?................10
- Est-ce courant ?..................11
- Comment la maladie de Parkinson affecte-t-elle votre corps ?..............11
- Quelle est la différence entre la maladie de Parkinson et le parkinsonisme ?................13

Symptômes et leurs causes................17
- Quels sont les symptômes à surveiller ?..................17
- Symptômes moteurs (liés au mouvement)................18
- Symptômes non moteurs..................21
- Stades de la maladie de Parkinson................26
- Quelles sont les causes de la maladie de Parkinson ?...28
- La maladie de Parkinson est-elle contagieuse ?........29

Diagnostic et tests................30
- Comment la maladie de Parkinson est-elle diagnostiquée ?................30
- Quels tests peuvent être effectués ?................32
- De nouveaux tests de laboratoire à l'horizon............33

Prise en charge et traitement................34
- Comment traite-t-on la maladie de Parkinson et existe-t-il un remède ?................34

Quels médicaments et traitements sont utilisés ?...............35
- Médicaments..35
- Stimulation cérébrale profonde (SCP).....................45
- Autres procédures et traitements expérimentaux......46
- Traiter les symptômes de santé mentale...................47
- Mesures générales et soins personnels.....................49
- Combien de temps après le traitement vais-je me sentir mieux ?...52

Prévention..*53*
- Puis-je réduire mon risque ou prévenir la maladie de Parkinson ?..53

Perspectives / Pronostic...*53*
- À quoi puis-je m'attendre si j'ai la maladie de Parkinson ?..53
- Combien de temps dure la maladie de Parkinson ?.. 54
- Quelles sont les perspectives pour la maladie de Parkinson ?..54

Vivre avec la maladie de Parkinson.....................................*55*
- Comment prendre soin de moi ?...............................55
- Quand dois-je consulter mon fournisseur de soins de santé ou demander des soins ?..................................56
- Quand dois-je aller aux urgences ?...........................56
- Les aidants et les problèmes de fin de vie................57

Questions courantes supplémentaires...................................*58*
- Comment une personne contracte-t-elle la maladie de Parkinson ?..58
- Quels sont les premiers signes avant-coureurs de la maladie de Parkinson ?...59
- La maladie de Parkinson est-elle mortelle ?............. 60
- La maladie de Parkinson peut-elle être guérie ?....... 60

CHAPITRE 2
Séparer les faits de la fiction : briser les mythes courants
- Mythe n°1 : la maladie de Parkinson ne touche que les personnes âgées..63
- Mythe n° 2 : la maladie de Parkinson n'est qu'une «

paralysie tremblante » – elle n'affecte que les mouvements... 66
- Mythe n° 3 : Toutes les personnes atteintes de la maladie de Parkinson développent un tremblement sévère....................71
- Mythe n° 4 : la maladie de Parkinson est toujours héréditaire / purement génétique................................75
- Mythe n° 5 : La lévodopa (le principal médicament contre la maladie de Parkinson) doit être retardée le plus longtemps possible, car elle cesse d'agir après quelques années ou provoque rapidement des effets secondaires graves............ 78
- Mythe n° 6 : La maladie de Parkinson est contagieuse....... 84
- Mythe n° 7 : À part les médicaments, vous ne pouvez rien faire pour gérer les symptômes de la maladie de Parkinson ou améliorer votre qualité de vie............................86
- Mythe n° 8 : Si vous souffrez de la maladie de Parkinson, vous développerez inévitablement et rapidement une démence grave................................91
- Mythe n° 9 : La maladie de Parkinson est une condamnation à mort / réduit considérablement l'espérance de vie............95
- Mythe n° 10 : Le tremblement est le seul symptôme ou le plus invalidant de la maladie de Parkinson........................100
- Mythe n° 11 : Si les médicaments contre la maladie de Parkinson cessent de fonctionner correctement ou provoquent trop d'effets secondaires, il n'existe pas d'autres options de traitement efficaces............................103

CHAPITRE 3
Au-delà de la pharmacie : explorer les approches naturelles et complémentaires pour la maladie de Parkinson

- Un bref mot sur l'alimentation et la nutrition.......... 111
- Le mouvement comme médicament : le rôle essentiel de l'exercice dans la prise en charge de la maladie de Parkinson....................................112
- Exploiter la connexion corps-esprit : thérapies pour le bien-être................................ 124

CHAPITRE 4
Alimenter votre combat : un guide pratique sur la nutrition

- Le lien puissant : comment l'alimentation peut influencer la maladie de Parkinson..........137
- Remplissez votre garde-manger et votre réfrigérateur : les aliments qui peuvent vous aider..........143
- Aliments à aborder avec prudence ou à limiter..........148
- Explorer des régimes alimentaires spécifiques pour la maladie de Parkinson..........152
- Conseils pratiques pour bien manger avec la maladie de Parkinson..........159
- Relever les défis alimentaires : conseils et outils..........162
- La connexion intestin-cerveau revisitée : les probiotiques et la maladie de Parkinson..........166
- Remarque sur les autres compléments alimentaires et « remèdes »..........170
- Mettre tout cela ensemble : votre stratégie nutritionnelle..172

CHAPITRE 5
La maladie de Parkinson de A à Z : une FAQ détaillée

- Section 1 : Naviguer dans la vie quotidienne, les émotions et les relations..........175
- Section 2 : Gestion pratique et navigation dans les soins de santé..........205

CHAPITRE 6
Conclusion : Votre voyage vers l'avant avec connaissance, espoir et action..........229

CHAPITRE 1

Décrypter la maladie de Parkinson : un regard clair sur une maladie complexe

Comprendre la maladie de Parkinson : un guide simplifié

La maladie de Parkinson est une maladie à évolution lente caractérisée par une usure ou une détérioration progressive de certaines zones du cerveau. Cette maladie affecte principalement les cellules nerveuses de la partie du cerveau qui contribue à la coordination des mouvements. Les caractéristiques caractéristiques dont vous pourriez entendre parler sont les suivantes :

- Tremblement (secousses) : Surtout lorsque vos muscles sont au repos (on parle alors de tremblement de repos).
- Augmentation du tonus musculaire : entraînant une raideur ou une rigidité.
- Lenteur des mouvements volontaires : connue sous le nom de bradykinésie.
- Difficulté à maintenir l'équilibre : appelée instabilité posturale.

Bien que la cause exacte soit inconnue pour la plupart des gens, certains cas peuvent être transmis au sein de la famille. Il est également important de savoir que chez de nombreuses personnes, les capacités cognitives peuvent s'altérer avec le temps, et parfois une démence peut se développer, surtout à un stade avancé. Malheureusement, il n'existe actuellement aucun remède contre la maladie de Parkinson, mais comme vous le découvrirez dans ce guide, il existe de nombreuses façons efficaces de gérer les symptômes et de maintenir une bonne qualité de vie.

On entend souvent parler de deux grandes catégories de symptômes : ceux liés au mouvement (symptômes moteurs) et ceux qui ne sont pas directement liés au mouvement (symptômes non moteurs). Il est intéressant de noter que ces symptômes non moteurs peuvent parfois apparaître des années, voire des décennies, avant que des changements dans vos mouvements ne soient perceptibles.

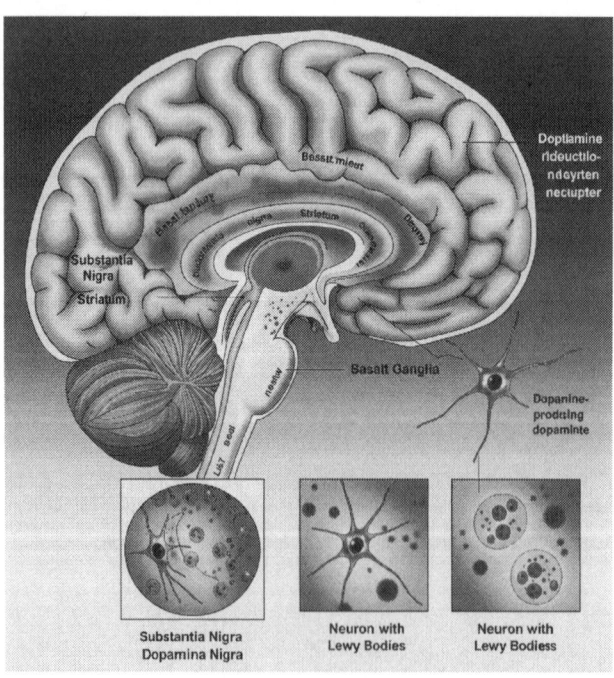

Alors, qu'est-ce que la maladie de Parkinson exactement ?
Imaginez un centre de contrôle hautement sophistiqué dans votre cerveau, responsable, entre autres, de la fluidité et de la coordination de vos mouvements. La maladie de Parkinson survient lorsque les cellules

nerveuses d'une partie spécifique de ce centre de contrôle, les noyaux gris centraux (et plus particulièrement une zone appelée substance noire), commencent à dégénérer et à mourir.

Les noyaux gris centraux sont des groupes de cellules nerveuses situées au plus profond du cerveau. Leurs fonctions comprennent :
- Initier et lisser vos mouvements musculaires intentionnels (volontaires).
- Suppression des mouvements involontaires.
- Coordonner les changements dans votre posture.

Lorsque votre cerveau décide d'effectuer un mouvement, par exemple lever le bras, le signal passe par ces noyaux gris centraux. Comme toutes les cellules nerveuses, celles des noyaux gris centraux libèrent des messagers chimiques, appelés neurotransmetteurs, pour transmettre le signal. La dopamine est un neurotransmetteur essentiel à ce processus. L'effet global de la dopamine est d'augmenter l'influx nerveux vers les muscles, garantissant ainsi la fluidité et la précision des mouvements.

Dans la maladie de Parkinson, à mesure que les cellules nerveuses productrices de dopamine de la substance noire dégénèrent, le cerveau produit moins de dopamine. Le nombre de connexions entre les cellules nerveuses des noyaux gris centraux diminue également. Par conséquent, les noyaux gris centraux ne peuvent plus contrôler les mouvements musculaires aussi efficacement qu'ils le feraient normalement. Cela entraîne les symptômes moteurs classiques de la maladie de Parkinson : tremblements, ralentissement des mouvements (bradykinésie), tendance à moins bouger (hypokinésie), troubles de la posture et de la marche, et perte de coordination.

Bien que la maladie soit surtout connue pour ces problèmes liés au mouvement, il s'agit d'une affection complexe qui peut également affecter vos sens (comme votre odorat), vos capacités de réflexion et votre bien-être émotionnel.

Qui est généralement touché ?
La maladie de Parkinson débute généralement entre 50 et 79 ans, le risque augmentant avec l'âge. L'âge moyen d'apparition des premiers symptômes se situe autour de 60 ans. Elle semble également toucher légèrement plus souvent les hommes que les femmes (environ 1,5 fois plus).
Bien que la maladie de Parkinson soit principalement associée au vieillissement, elle peut, dans de rares cas, survenir chez les enfants ou les adolescents, et parfois chez les jeunes adultes (même dès 20 ans). Dans ces cas précoces, il existe souvent des antécédents familiaux.

Voici un bref aperçu des données démographiques typiques :

Fonctionnalité	Description
Âge typique d'apparition	Entre 50 et 79 ans (moyenne autour de 60 ans)

Incidence sexuelle	Légèrement plus fréquent chez les hommes que chez les femmes (environ 1,5 fois plus chez les hommes)
Début précoce	Rare, peut survenir chez les enfants, les adolescents ou les adultes dès l'âge de 20 ans (souvent lié aux antécédents familiaux)
Lien génétique	Environ 10 à 25 % des personnes atteintes de la maladie de Parkinson ont des proches atteints de la maladie.

Est-ce courant ?

La maladie de Parkinson est étonnamment fréquente. Elle se classe au deuxième rang des maladies dégénératives du système nerveux central les plus fréquentes, après la maladie d'Alzheimer. C'est également l'affection cérébrale la plus fréquente affectant principalement les mouvements. À titre de comparaison, les experts estiment qu'au moins 1 % des personnes de plus de 60 ans dans le monde en sont atteintes.

Comment la maladie de Parkinson affecte-t-elle votre corps ?

Comme nous l'avons évoqué, la maladie de Parkinson cible spécifiquement les cellules nerveuses productrices de dopamine de la substance noire, une partie des noyaux gris centraux. La perte de dopamine perturbe la capacité du cerveau à contrôler les mouvements.

Le rôle de l'alpha-synucléine et des corps de Lewy :

Une caractéristique pathologique clé observée dans le cerveau des personnes atteintes de la maladie de Parkinson est la présence d'agrégats anormaux d'une protéine appelée alpha-synucléine (α-synucléine). Cette protéine, normalement présente dans le cerveau, est censée favoriser la communication entre les cellules nerveuses. Cependant, dans la maladie de Parkinson, l'alpha-synucléine se déforme (elle se replie mal), devient anormale et s'accumule à l'intérieur des cellules nerveuses, formant des structures appelées corps de Lewy.

Ces corps de Lewy sont particulièrement concentrés dans la substance noire, mais peuvent également être présents dans d'autres régions du cerveau et du système nerveux, où ils interfèrent avec le fonctionnement cellulaire normal. La présence de corps de Lewy n'est pas propre à la maladie de Parkinson ; ils sont également une caractéristique clé de la démence à corps de Lewy (où ils sont répandus dans la couche externe du cerveau, le cortex cérébral) et peuvent parfois être observés dans la maladie d'Alzheimer. Ce chevauchement pourrait expliquer pourquoi environ un tiers des personnes atteintes de la maladie de Parkinson développent également des symptômes de la maladie d'Alzheimer, et pourquoi certaines personnes atteintes de la maladie d'Alzheimer peuvent développer des symptômes parkinsoniens.

De plus en plus de preuves scientifiques suggèrent que la maladie de Parkinson pourrait être une maladie plus répandue qu'on ne le pensait. Selon cette théorie, l'alpha-synucléine anormale ne s'accumule pas seulement dans le cerveau, mais aussi dans les cellules nerveuses d'autres parties du corps, notamment le cœur, l'œsophage et les intestins.

Cette atteinte systémique pourrait expliquer pourquoi la maladie de Parkinson comprend souvent une gamme de symptômes non moteurs, tels que des étourdissements en position debout (hypotension orthostatique), de la constipation et des difficultés à avaler, selon l'endroit où l'alpha-synucléine s'accumule.

Quelle est la différence entre la maladie de Parkinson et le parkinsonisme ?

Il est facile de se perdre dans ces termes, alors clarifions les choses. « Parkinsonisme » est un terme générique qui décrit un ensemble de symptômes similaires à ceux observés dans la maladie de Parkinson, à savoir : tremblements, raideurs musculaires, ralentissement des mouvements et troubles de l'équilibre. La maladie de Parkinson en est la cause la plus fréquente, mais il est essentiel de comprendre que toutes les personnes atteintes de parkinsonisme ne sont pas atteintes de la maladie de Parkinson.

La maladie de Parkinson peut être causée par diverses autres affections. On peut les classer en trois grandes catégories :

- Parkinsonisme secondaire : il s'agit d'un parkinsonisme dont les symptômes sont causés par un facteur identifiable autre que la maladie de Parkinson elle-même.
- Syndrome parkinsonien atypique (ou « syndromes Parkinson+ ») : Il s'agit d'un groupe de maladies dégénératives progressives qui partagent certains symptômes avec la maladie de Parkinson, mais

présentent également des caractéristiques supplémentaires, des modifications cérébrales sous-jacentes différentes et une réponse souvent différente au traitement. Les personnes atteintes de syndrome parkinsonien atypique ont généralement un pronostic plus sombre. On peut citer comme exemples l'atrophie multisystématisée (AMS), la paralysie supranucléaire progressive (PSP) et la dégénérescence ganglionnaire corticobasale.

Causes courantes du parkinsonisme (autres que la maladie de Parkinson) :

- Médicaments : Il s'agit d'une cause très fréquente. Certains médicaments peuvent bloquer ou interférer avec l'action de la dopamine dans le cerveau. Les antipsychotiques (utilisés pour traiter des troubles comme la schizophrénie et la paranoïa) en sont des exemples bien connus. D'autres médicaments contre les nausées (comme le métoclopramide et la prochlorpérazine) peuvent également être en cause.
- Autres troubles dégénératifs : la maladie d'Alzheimer, l'atrophie multisystématisée (AMS), la paralysie supranucléaire progressive (PSP), la dégénérescence ganglionnaire corticobasale et la démence frontotemporale peuvent toutes présenter des caractéristiques parkinsoniennes.
- Troubles cérébraux structurels : tumeurs cérébrales ou accidents vasculaires cérébraux affectant les noyaux gris centraux ou les voies associées.

- Traumatisme crânien : Traumatisme crânien particulièrement répété, comme celui subi lors de la boxe (parfois appelé « syndrome de l'ivresse au poing » ou encéphalopathie traumatique chronique).
- Encéphalite virale : Inflammation du cerveau causée par certains virus, comme le virus du Nil occidental, ou, plus rarement, à la suite d'une infection de type grippal.
- Toxines : Exposition à certaines toxines environnementales ou industrielles, telles que le manganèse (présent dans certains milieux industriels), le monoxyde de carbone et le méthanol.
- Maladie de Wilson : une maladie génétique rare affectant le métabolisme du cuivre, qui peut provoquer un syndrome parkinsonien, en particulier chez les personnes plus jeunes.
- Certaines ataxies spinocérébelleuses : un groupe de troubles génétiques affectant la coordination.

Caractéristiques distinctives :
Les médecins recherchent des indices permettant de différencier la maladie de Parkinson des autres formes de parkinsonisme. Les symptômes pouvant suggérer une cause autre que la maladie de Parkinson incluent :

- Perte de mémoire importante (démence) survenant au cours de la première année de la maladie.
- Symptômes du parkinsonisme affectant un seul côté du corps (cela peut parfois être observé avec certaines tumeurs cérébrales ou une dégénérescence ganglionnaire corticobasale).

- Problèmes précoces et importants des fonctions autonomes tels qu'une pression artérielle basse en position debout, des difficultés à avaler, une constipation sévère et des problèmes urinaires (souvent observés dans l'atrophie multisystémique).
- Chutes fréquentes ou confinement à un fauteuil roulant au cours des premiers mois ou des premières années du trouble.
- Anomalies des mouvements oculaires (une caractéristique clé de la PSP).
- Hallucinations ou problèmes visuo-spatiaux importants (comme des difficultés à trouver des pièces à la maison ou à garer une voiture) se développant très tôt au cours de la maladie.
- Symptômes qui ne diminuent pas, ou très peu, en réponse au traitement par la lévodopa (le principal médicament contre la maladie de Parkinson).
- Des troubles cognitifs spécifiques, tels que l'incapacité à s'exprimer ou à comprendre le langage parlé ou écrit (aphasie), l'incapacité à effectuer des tâches simples (apraxie) ou l'incapacité à associer les objets à leur rôle ou fonction habituels (agnosie), peuvent être des caractéristiques de la dégénérescence cortico-ganglionnaire basale. Dans cette affection, le cortex cérébral et les noyaux gris centraux se détériorent progressivement, souvent avec une raideur plus marquée d'un côté du corps, et parfois un syndrome de la main étrangère, où une main semble bouger toute seule.

Il est essentiel de comprendre ces distinctions, car la cause sous-jacente dicte l'approche thérapeutique et l'évolution probable de la maladie.

Symptômes et leurs causes
Quels sont les symptômes à surveiller ?

La maladie de Parkinson débute généralement de manière discrète, les symptômes se développant progressivement. Les symptômes les plus courants sont des modifications du mouvement et du contrôle musculaire, mais comme nous l'avons vu, les symptômes non moteurs constituent également une part importante de la maladie et peuvent même apparaître en premier.

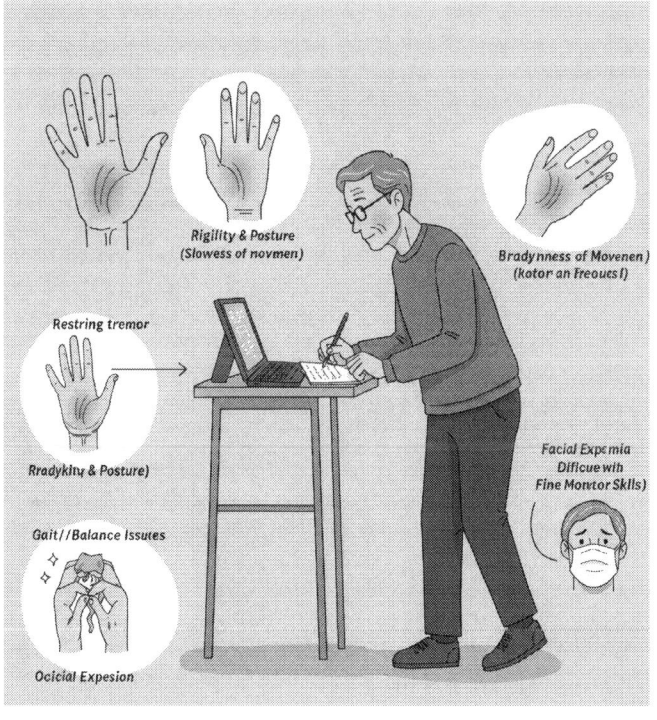

Souvent, les premiers symptômes que les gens remarquent sont des tremblements, des problèmes de mouvement ou une diminution de l'odorat.

Voici un aperçu général sous forme de tableau :

Catégorie de symptôme	Description générale	Exemples courants
Symptômes moteurs	Affecte le mouvement et le contrôle musculaire.	Mouvements ralentis, tremblements au repos, rigidité, posture instable, démarche traînante.
Symptômes non moteurs	Ne sont pas directement liés au mouvement ; peuvent apparaître beaucoup plus tôt.	Perte d'odorat, troubles du sommeil, constipation, dépression, fatigue, anxiété.

Symptômes moteurs (liés au mouvement)

Voici les symptômes « classiques » associés à la maladie de Parkinson, qui affectent directement votre capacité à bouger. Voici un aperçu plus détaillé :

Symptôme	Description

tremblement au repos	C'est souvent le premier symptôme observé. Il s'agit d'un tremblement grossier et rythmique, qui débute généralement dans une main ou un ou plusieurs doigts au repos. On le décrit souvent comme un mouvement de « pilule roulante » (comme si l'on faisait rouler un petit objet entre le pouce et l'index). Le tremblement diminue généralement lorsque la main est déplacée volontairement et disparaît complètement pendant le sommeil. Le stress émotionnel ou la fatigue peuvent l'aggraver. Avec le temps, il peut se propager à l'autre main, aux bras, aux jambes et peut également affecter la mâchoire, la langue, le front, les paupières et, dans une moindre mesure, la voix. Certaines personnes, cependant, ne développent jamais de tremblement significatif, ou celui-ci peut s'atténuer à mesure que la raideur musculaire augmente.
Bradykinésie (mouvements ralentis)	Il s'agit d'un symptôme fondamental. Vos mouvements deviennent lents et plus légers que d'habitude, et vous pourriez avoir du mal à les initier. Vous pourriez vous sentir faible, mais le problème réside principalement dans le contrôle musculaire, et non dans une véritable perte de force. Cela entraîne une tendance générale à moins bouger, appelée hypokinésie. Lorsque vous bougez moins, les articulations peuvent se raidir et les muscles s'affaiblir, ce qui aggrave encore la difficulté.
Rigidité (rigidité)	Vos muscles deviennent raides, tendus et peuvent être douloureux, ce qui rend les mouvements difficiles et limite votre amplitude. Si un médecin tente de plier votre bras, il peut ressentir une résistance. Cela peut se manifester par une rigidité en roue dentée (le membre bouge par à-coups, comme un cliquet) ou une rigidité en tuyau de plomb (une rigidité plus constante et immuable).

Instabilité posturale	Vous pourriez avoir du mal à maintenir votre équilibre et votre posture. Votre posture peut devenir voûtée et vous pourriez avoir tendance à basculer en avant ou en arrière. Comme les mouvements sont lents, vous ne pouvez souvent pas bouger vos mains assez vite pour amortir une chute. Ces problèmes d'équilibre ont tendance à se développer plus tard au cours de la maladie.
Difficultés de marche	Marcher devient souvent difficile. Faire le premier pas peut être particulièrement difficile. Une fois lancé, vous pouvez vous traîner les pieds, faire de petits pas, garder les bras pliés à la taille et les balancer peu ou pas du tout. Vous pouvez également avoir des difficultés à vous arrêter ou à tourner. À des stades plus avancés, certaines personnes ressentent un « blocage », une incapacité soudaine à bouger, comme si leurs pieds étaient collés au sol. D'autres peuvent accélérer progressivement et involontairement le pas, se mettant à courir en titubant pour éviter de tomber (c'est ce qu'on appelle la « festination »).
Micrographie	Votre écriture peut devenir très petite et étroite (micrographie) car il est difficile d'initier et de maintenir chaque trait de plume.
Hypomimie (visage en forme de masque)	Vos expressions faciales peuvent devenir moins animées ou ressembler à un masque, car les muscles faciaux qui contrôlent l'expression ne bougent plus autant. Ce manque d'expression peut parfois être confondu avec une dépression, ou conduire à négliger une véritable dépression. Finalement, le visage peut prendre un air vide,

	la bouche ouverte, et vous pouvez cligner des yeux moins souvent.
Hypophonie (parole douce)	Votre voix peut devenir anormalement douce, faible, étouffée ou monotone. Vous pouvez également bégayer en raison de difficultés à articuler les mots.
Dysphagie (difficulté à avaler)	La déglutition peut devenir difficile en raison de la raideur des muscles du visage et de la gorge. Cela peut entraîner une salivation excessive ou une suffocation et augmenter le risque d'inhalation de nourriture ou de salive dans les poumons (aspiration), ce qui peut provoquer une pneumonie.
Autres problèmes de moteur	Vous clignez peut-être moins souvent des yeux. Les tâches de motricité fine, comme boutonner une chemise, lacer ses chaussures ou couper des aliments, deviennent de plus en plus difficiles en raison de problèmes de contrôle des petits muscles des mains.

Il est important de se rappeler que, même si ces symptômes peuvent être confondus avec une simple faiblesse, la force et la sensibilité musculaires sont généralement normales dans la maladie de Parkinson. La raideur et la mobilité réduite peuvent contribuer aux douleurs musculaires et à la fatigue, et l'exécution des tâches quotidiennes peut prendre beaucoup plus de temps.

Symptômes non moteurs

La maladie de Parkinson est bien plus qu'un simple trouble du mouvement. De nombreux symptômes ne sont pas directement liés au mouvement ou au contrôle musculaire. Ces symptômes non moteurs peuvent être tout aussi gênants, voire plus, que les symptômes moteurs, et peuvent avoir un impact significatif sur votre qualité de vie. Comme mentionné précédemment, certains d'entre eux peuvent apparaître des années, voire des décennies, avant l'apparition des symptômes moteurs et peuvent constituer des signes avant-coureurs.

Voici une ventilation des symptômes non moteurs courants (les signes avant-coureurs potentiels sont en gras) :

- **Symptômes du système nerveux autonome :** Votre système nerveux autonome contrôle les fonctions corporelles involontaires. La maladie de Parkinson peut perturber ce système, entraînant :
    - **Hypotension orthostatique :** chute brutale et excessive de la tension artérielle lorsque vous vous levez après avoir été assis ou allongé. Cela peut provoquer des étourdissements, des vertiges, voire un évanouissement.
    - **Constipation :** elle est très fréquente, car les intestins peuvent évacuer leur contenu plus lentement. L'inactivité et certains médicaments contre la maladie de Parkinson (comme la lévodopa) peuvent également l'aggraver.
    - Problèmes urinaires : Vous pourriez avoir du mal à commencer à uriner ou à maintenir un jet régulier (hésitation urinaire). Vous pourriez également ressentir un besoin impérieux et

soudain d'uriner (urgence urinaire) ou perdre le contrôle de votre vessie (incontinence).
- Dysfonctions sexuelles : Des problèmes tels que la dysfonction érectile chez les hommes ou une diminution de la libido peuvent survenir.

- **Problèmes de sommeil :** Ils sont très courants et peuvent prendre de nombreuses formes :
  - Insomnie : La difficulté à s'endormir ou à rester endormi est fréquente, souvent en raison du besoin d'uriner fréquemment pendant la nuit, ou parce que les symptômes moteurs comme la raideur s'aggravent, ce qui rend difficile de se retourner au lit.
  - **Trouble du comportement en sommeil paradoxal (REM) :** il s'agit d'un signe précoce important pour certains. Normalement, les muscles sont paralysés pendant le sommeil paradoxal (la phase du rêve). Dans ce trouble, cette paralysie disparaît et vous pouvez vivre vos rêves, parfois de manière intense et violente, au risque de vous blesser ou de blesser votre partenaire.
  - Syndrome des jambes sans repos : une envie inconfortable et irrésistible de bouger vos jambes, en particulier lorsque vous êtes au repos ou que vous essayez de dormir.
  - Trouble du mouvement périodique des membres (TMPM) : secousses ou contractions répétitives et involontaires des membres pendant le sommeil.

- - Le manque de sommeil réparateur peut contribuer à la somnolence diurne, à la fatigue, à la dépression et à des troubles de la pensée.
- **Perte de l'odorat (anosmie) :** il s'agit d'un symptôme précoce très courant, même si vous ne le remarquez pas toujours vous-même.
- **Santé mentale et symptômes cognitifs :**
  - **Dépression :** Très fréquente, elle peut se développer à n'importe quel stade de la maladie de Parkinson, parfois des années avant l'apparition des troubles moteurs. La dépression a tendance à s'aggraver à mesure que la maladie s'aggrave et peut également aggraver les troubles moteurs.
  - Anxiété : Des sentiments d'inquiétude, de nervosité ou de malaise sont également fréquents.
  - Démence : Un déclin cognitif conduisant à la démence se développe chez environ un tiers des personnes atteintes de la maladie de Parkinson, généralement à un stade avancé. Même sans démence avérée, de nombreuses autres personnes présentent des troubles de la pensée (par exemple, des problèmes d'attention, de planification ou de mémoire), sans toujours s'en rendre compte.
  - Symptômes psychotiques : Ils peuvent survenir, notamment en cas de démence. Vous pourriez avoir des hallucinations (voir ou entendre des choses qui n'existent pas) ou des délires (vous accrocher fermement à des croyances malgré des preuves évidentes du contraire). Vous pourriez également développer une méfiance et croire que

d'autres vous veulent du mal (paranoïa). Ces symptômes traduisent une perte de contact avec la réalité et sont une raison fréquente pour laquelle les personnes atteintes de la maladie de Parkinson doivent être placées en institution. La présence de symptômes psychotiques peut augmenter le risque d'automutilation. Ces symptômes peuvent être causés par la maladie de Parkinson elle-même ou par certains médicaments utilisés pour la traiter.

- **Autres symptômes non moteurs :**
    - Fatigue : Sensation persistante de lassitude et de manque d'énergie qui n'est pas soulagée par le repos.
    - Douleur : elle peut être due à une raideur musculaire, à une dystonie (contractions musculaires prolongées) ou à des problèmes nerveux.
    - Dermatite séborrhéique : vous pourriez développer des plaques de peau squameuses, qui démangent et qui sont rouges, souvent sur le cuir chevelu (pellicules) et le visage (en particulier autour du nez et des sourcils), et parfois dans d'autres zones.
    - Troubles de la parole et de la déglutition : Au-delà de l'hypophonie, la mécanique de la parole peut être affectée. La difficulté à avaler (dysphagie) survient lorsque l'œsophage déplace son contenu plus lentement. Cela peut entraîner une aspiration (inhalation de sécrétions buccales, d'aliments ou

de liquides), susceptible de provoquer une pneumonie.
- Comportements obsessionnels compulsifs ou difficulté à contrôler ses envies : Certains médicaments utilisés pour traiter la maladie de Parkinson peuvent, chez certaines personnes, entraîner des problèmes tels que le jeu compulsif, les achats excessifs, l'hypersexualité ou les crises de boulimie.

Stades de la maladie de Parkinson

La maladie de Parkinson évolue généralement sur plusieurs années, voire plusieurs décennies. Autrefois, l'échelle de Hoehn et Yahr, un système de stadification plus ancien, était couramment utilisé. Aujourd'hui, les professionnels de santé utilisent principalement un outil plus complet : l'échelle d'évaluation unifiée de la maladie de Parkinson (MDS-UPDRS) de la Movement Disorder Society. Cette échelle permet d'évaluer et de classer les effets de la maladie sur la personne selon quatre critères clés :

Partie MDS-UPDRS	Objectif de l'évaluation
Partie 1 : Aspects non moteurs de la vie quotidienne	Examine l'impact des symptômes non moteurs comme les troubles cognitifs (pensée et mémoire), les hallucinations, la dépression, l'anxiété, l'apathie, les problèmes de sommeil, la somnolence diurne, la douleur,

	les problèmes urinaires, la constipation, les étourdissements en position debout et la fatigue.
Partie 2 : Aspects moteurs de la vie quotidienne	Évalue l'impact des symptômes moteurs sur votre capacité à effectuer les tâches quotidiennes. Cela comprend l'élocution, le contrôle de la salive et de la salivation, la mastication et la déglutition, les tâches alimentaires, l'habillage, l'hygiène, l'écriture, les loisirs et autres activités, le fait de se retourner au lit, les tremblements et les sorties du lit, de la voiture ou d'une chaise.
Partie 3 : Examen moteur	Il s'agit d'un examen clinique réalisé par votre professionnel de santé afin d'évaluer objectivement les signes moteurs. Il comprend l'évaluation de la parole, de l'expression faciale, de la rigidité du cou et des membres, du tapotement des doigts, des mouvements des mains, des mouvements alternés rapides, de l'agilité des jambes, de la capacité à se lever d'une chaise, de la posture, de la démarche (marche), de la stabilité posturale (équilibre) et de la bradykinésie corporelle (lenteur et difficulté de mouvement).
Partie 4 : Complications motrices	Évalue les complications motrices de la thérapie, en se concentrant principalement sur la durée et l'impact des dyskinésies (mouvements involontaires causés par les médicaments), les périodes « off » (lorsque les médicaments ne fonctionnent pas bien et que les symptômes reviennent) et la dystonie matinale (crampes musculaires douloureuses, souvent dans le pied, au réveil).

Quelles sont les causes de la maladie de Parkinson ?
Dans la plupart des cas de maladie de Parkinson, aucune cause spécifique ne peut être identifiée. Ces cas sont dits « idiopathiques », ce qui signifie que la maladie apparaît spontanément d'une cause inconnue. Comme nous l'avons vu, le problème central est la dégénérescence des cellules nerveuses productrices de dopamine dans le cerveau et l'accumulation anormale de protéine alpha-synucléine, formant ainsi les corps de Lewy.

Maladie de Parkinson génétique (familiale) :
Bien que la plupart des cas ne soient pas directement héréditaires, la génétique joue un rôle. Environ 10 à 25 % des personnes atteintes de la maladie de Parkinson ont des proches qui en sont également atteints ou en ont été atteints. Les chercheurs ont identifié plusieurs mutations génétiques pouvant augmenter le risque de développer la maladie de Parkinson. Certaines de ces mutations sont liées à un âge d'apparition plus précoce.

Maladie de Parkinson idiopathique (cause inconnue) :
Chez la majorité des personnes atteintes de la maladie de Parkinson, la maladie n'est pas causée par une simple mutation génétique. On pense plutôt qu'elle résulte d'une interaction complexe entre les prédispositions génétiques d'un individu et divers facteurs environnementaux ou expositions au cours de sa vie. Ces interactions sont probablement à l'origine des troubles du traitement de l'alpha-synucléine et de la dégénérescence des cellules nerveuses.

Facteurs de risque et facteurs de protection potentiels :
Bien que le déclencheur exact de la maladie de Parkinson idiopathique soit souvent flou, la recherche a identifié certains facteurs qui peuvent augmenter votre risque :

- L'âge avancé : c'est le facteur de risque le plus important.
- Antécédents familiaux : avoir un proche parent atteint de la maladie de Parkinson augmente votre risque.
- Sexe masculin : Les hommes présentent un risque légèrement plus élevé que les femmes.
- Traumatisme crânien : des antécédents de traumatisme crânien important peuvent augmenter le risque.
- Exposition aux pesticides : Certains pesticides et herbicides utilisés dans l'agriculture ont été associés à un risque accru.
- Exposition à certains métaux ou solvants.

À l'inverse, certains facteurs ont été associés à un risque *plus faible* de développer la maladie de Parkinson, bien que les raisons ne soient pas toujours entièrement comprises :

- Consommation de caféine : Présente dans le café et le thé.
- Tabagisme : Bien que fumer comporte de nombreux autres risques graves pour la santé et ne soit pas recommandé, des études ont démontré cette association.
- Activité physique : Exercice régulier.

La maladie de Parkinson est-elle contagieuse ?
Non, la maladie de Parkinson n'est pas contagieuse. On ne peut pas la contracter par simple contact ou par tout autre moyen.

Diagnostic et tests
Comment la maladie de Parkinson est-elle diagnostiquée ?

Le diagnostic de la maladie de Parkinson est avant tout un processus clinique. Votre médecin s'appuiera donc largement sur son expertise pour évaluer vos antécédents médicaux, vos symptômes et les résultats d'un examen neurologique. Il n'existe pas d'analyse sanguine ou de scanner cérébral unique permettant, à lui seul, de diagnostiquer la maladie de Parkinson.

Votre médecin diagnostiquera probablement la maladie de Parkinson si vous avez :
- La présence de bradykinésie (lenteur des mouvements).
- Au moins un des éléments suivants :
    - Tremblement de repos (secousse caractéristique).
    - Rigidité musculaire (raideur).
- Une amélioration claire et durable de vos symptômes lorsque vous prenez de la lévodopa (un médicament principal pour la maladie de Parkinson).
- Aucune autre explication à vos symptômes.

Diagnostiquer la maladie de Parkinson à un stade précoce et léger peut s'avérer difficile, car les symptômes apparaissent généralement subtilement et peuvent ressembler à des changements associés au vieillissement normal, en particulier chez les personnes âgées (par exemple, perte d'équilibre, ralentissement des mouvements, légère raideur ou posture légèrement voûtée). Parfois, d'autres affections, comme le tremblement essentiel (un autre type de trouble du tremblement), peuvent être confondues avec la maladie de Parkinson.

Pour aider à éliminer d'autres causes de vos symptômes, votre médecin vous posera des questions sur :
- Tout problème médical ou trouble antérieur que vous avez eu.
- Votre exposition à des toxines.
- Tous les médicaments que vous prenez actuellement ou que vous avez pris dans le passé, car certains médicaments peuvent provoquer le parkinsonisme (symptômes imitant la maladie de Parkinson).

Examen physique :
Lors de l'examen neurologique, votre médecin vous demandera d'effectuer certains mouvements et certaines tâches. Ceux-ci peuvent aider à révéler les signes caractéristiques de la maladie de Parkinson. Par exemple :
- Le tremblement au repos diminue souvent ou disparaît lorsqu'on vous demande d'effectuer un mouvement intentionnel, comme toucher votre nez avec votre doigt.
- Vous pourriez avoir des difficultés à effectuer des mouvements alternés rapides, comme placer vos mains sur vos cuisses puis les retourner rapidement d'avant en arrière plusieurs fois.
- Le médecin évaluera votre tonus musculaire pour vérifier la rigidité, observera votre posture et votre équilibre et vous observera marcher pour rechercher des changements de démarche caractéristiques.

Quels tests peuvent être effectués ?
Bien qu'aucun test ne puisse à lui seul diagnostiquer définitivement la maladie de Parkinson, certains tests peuvent être prescrits pour exclure d'autres affections qui pourraient être à l'origine de vos symptômes, ou parfois pour étayer le diagnostic clinique :

- Analyses sanguines : elles sont généralement effectuées pour exclure d'autres problèmes médicaux qui pourraient présenter des symptômes similaires.
- Tomodensitométrie (TDM) ou imagerie par résonance magnétique (IRM) du cerveau : ces examens d'imagerie sont souvent utilisés pour rechercher des anomalies structurelles cérébrales, comme une tumeur ou des signes d'accident vasculaire cérébral, susceptibles d'être responsables des symptômes parkinsoniens. Ils ne révèlent pas de modifications spécifiques de la maladie de Parkinson elle-même.
- Scintigraphie des transporteurs de la dopamine (DaTscan) : Il s'agit d'une technique d'imagerie spécialisée (un type de SPECT) qui permet de visualiser le système dopaminergique cérébral. Elle mesure la densité des transporteurs de la dopamine, dont la concentration est réduite dans la maladie de Parkinson. La DaTscan permet de différencier la maladie de Parkinson (et d'autres syndromes parkinsoniens impliquant un déficit en dopamine) de pathologies comme le tremblement essentiel, où le système dopaminergique est généralement normal. Cependant, elle ne permet pas de distinguer la maladie de Parkinson des autres formes de parkinsonisme impliquant

également une perte de dopamine. Elle n'est pas systématiquement nécessaire au diagnostic si le tableau clinique est clair.
    - *Remarque* : D'autres types de tomographies par émission de positons (SPECT) et de tomographie par émission de positons (TEP) peuvent détecter des anomalies cérébrales typiques de la maladie, mais sont actuellement utilisés principalement dans le cadre de la recherche et ne permettent pas de distinguer définitivement la maladie de Parkinson des autres causes de parkinsonisme.
- Essai de lévodopa : Si le diagnostic reste incertain, votre médecin pourrait vous prescrire un essai de lévodopa. Une amélioration nette et significative de vos symptômes moteurs sous lévodopa à dose adéquate est fortement en faveur d'un diagnostic de maladie de Parkinson, car les autres formes de parkinsonisme répondent souvent moins bien à ce médicament.
- Tests génétiques : ils ne sont pas effectués systématiquement, mais peuvent être envisagés s'il existe des antécédents familiaux importants de maladie de Parkinson, si vous avez développé des symptômes à un très jeune âge ou à des fins de recherche.

De nouveaux tests de laboratoire à l'horizon

Les chercheurs travaillent activement au développement de tests de diagnostic plus spécifiques, en particulier ceux capables de détecter la protéine alpha-synucléine anormale :

- Dosage d'amplification des graines d'alpha-synucléine (SAA) : Ce test peut être réalisé sur du liquide

céphalorachidien (LCR) prélevé par ponction lombaire. Le SAA permet de détecter avec une grande précision la forme mal repliée de l'alpha-synucléine et constitue un outil très prometteur pour un diagnostic plus précoce et plus définitif.
- Biopsie cutanée pour la recherche d'alpha-synucléine phosphorylée : Une autre approche consiste à prélever de petites biopsies cutanées pour rechercher la présence d'alpha-synucléine anormale dans les fibres nerveuses cutanées. Cette technique est moins invasive qu'une ponction lombaire.

Bien que ces tests soient très prometteurs pour améliorer la précision du diagnostic, en particulier dans les cas précoces ou ambigus, ils sont encore relativement nouveaux et leur disponibilité et leur rôle dans la pratique clinique de routine évoluent.

Prise en charge et traitement
Comment traite-t-on la maladie de Parkinson et existe-t-il un remède ?

Il n'existe actuellement aucun remède contre la maladie de Parkinson. Cependant, il est essentiel de comprendre qu'il existe de nombreux traitements efficaces qui peuvent vous aider à gérer vos symptômes, souvent pendant de nombreuses années, vous permettant ainsi de maintenir une bonne qualité de vie et de continuer à fonctionner efficacement.

Les stratégies de traitement varient d'une personne à l'autre et dépendent de vos symptômes spécifiques, de la gravité de votre affection, de votre âge, de votre état de santé général et de l'efficacité de certaines approches. Les piliers du traitement comprennent généralement :

- Médicaments : Des médicaments comme la lévodopa (souvent associée à la carbidopa) sont essentiels à la gestion des symptômes.
- Mesures générales et modifications du mode de vie : Il s'agit notamment de simplifier les tâches quotidiennes, de faire régulièrement de l'exercice et de suivre des thérapies.
- Physiothérapie, ergothérapie et orthophonie.
- Parfois, la chirurgie : des procédures comme la stimulation cérébrale profonde (SCP) peuvent être envisagées dans certains cas.

Il est également crucial d'éviter les médicaments connus pour provoquer ou aggraver les symptômes de la maladie de Parkinson, en particulier certains médicaments antipsychotiques (bien que les antipsychotiques plus récents soient plus sûrs à cet égard).

Quels médicaments et traitements sont utilisés ?
Médicaments

De nombreux médicaments peuvent faciliter les mouvements et vous permettre de fonctionner plus efficacement pendant de nombreuses années. Le traitement de base de la maladie de Parkinson est la lévodopa, généralement administrée en association avec la carbidopa (ou un médicament similaire appelé bensérazide, disponible hors des États-Unis).

Voici un aperçu des principales catégories de médicaments :

Catégorie de médicament	Comment ça marche	Exemples courants (noms génériques)	Points clés
Préparations de lévodopa	La lévodopa est un précurseur de la dopamine ; elle est convertie en dopamine dans le cerveau.	Lévodopa/Carbidopa, Lévodopa/Bensérazide	Il s'agit du médicament le plus efficace pour contrôler les symptômes moteurs de la maladie de Parkinson, notamment la raideur et la lenteur. Une utilisation prolongée peut entraîner des complications motrices telles que des fluctuations (périodes d'efficacité du médicament alternant avec des périodes d'inefficacité) et des dyskinésies (mouvements involontaires et contorsionnés).

| Agonistes de la dopamine | Ces médicaments imitent l'action de la dopamine dans le cerveau en stimulant les récepteurs de la dopamine. | Pramipexole, Ropinirole, Rotigotine (patch cutané), Apomorphine (injection ou pompe sous-cutanée) | Peut être utilisé seul aux premiers stades de la maladie de Parkinson (en particulier chez les jeunes patients pour retarder l'instauration de la lévodopa) ou en association avec la lévodopa aux stades plus avancés pour aider à gérer les effets secondaires. Les effets secondaires peuvent inclure des nausées, des étourdissements, de la somnolence, des hallucinations et des troubles du contrôle des impulsions (comme le jeu ou les achats compulsifs). L'apomorphine est un traitement de secours puissant et rapide pour les périodes d'arrêt soudaines. |

| Inhibiteurs de la MAO-B | Ces médicaments bloquent une enzyme appelée monoamine oxydase B (MAO-B), qui décompose la dopamine dans le cerveau. Cela contribue à augmenter la disponibilité de la dopamine. | Sélégiline, rasagiline, safinamide | Peut apporter un léger bénéfice symptomatique et peut être utilisé seul au tout début de la maladie de Parkinson pour retarder le recours à la lévodopa, ou plus tard en complément de la lévodopa pour réduire les périodes d'arrêt. Le risque de crise hypertensive (augmentation dangereuse de la pression artérielle), préoccupant avec les anciens inhibiteurs de la MAO non sélectifs, est très faible avec les inhibiteurs sélectifs de la MAO-B aux doses utilisées dans la maladie de Parkinson. |

Inhibiteurs de la COMT	Les inhibiteurs de la catéchol-O-méthyltransférase (COMT) bloquent une enzyme qui décompose la lévodopa dans le corps avant qu'elle n'atteigne le cerveau.	Entacapone, Opicapone, Tolcapone	Ces médicaments sont utilisés uniquement en association avec la lévodopa afin de prolonger son effet et de réduire les périodes d'arrêt. La tolcapone est rarement utilisée actuellement en raison du risque d'atteinte hépatique, bien qu'elle soit plus puissante que l'entacapone.
Amantadine	Le mécanisme exact n'est pas entièrement compris, mais il a probablement de multiples effets, notamment la stimulation de la libération de dopamine et le blocage de certains	Amantadine	Peut être utilisé seul pour traiter la maladie de Parkinson légère et précoce ou en complément de la lévodopa. Il est souvent utilisé pour aider à contrôler les dyskinésies (mouvements involontaires) qui sont des effets secondaires de la lévodopa. Il peut également

	récepteurs du glutamate.		atténuer les tremblements. Utilisé seul, son efficacité peut diminuer après plusieurs mois.
Anticholinergiques	Ces médicaments bloquent l'action de l'acétylcholine, un autre neurotransmetteur cérébral. On pense que les tremblements sont en partie dus à un déséquilibre entre un excès d'acétylcholine et un manque de dopamine.	Benztropine, trihexyphénidyle	Ces médicaments sont principalement efficaces pour réduire la gravité des tremblements et peuvent être utilisés dès les premiers stades, notamment chez les jeunes dont le symptôme le plus gênant est le tremblement, ou plus tard en complément de la lévodopa. Les médecins évitent leur utilisation chez les personnes âgées, car ils peuvent entraîner des effets secondaires gênants tels que confusion, somnolence, sécheresse buccale, vision

			trouble, vertiges, constipation, difficultés à uriner et perte de contrôle de la vessie. Une utilisation prolongée peut également augmenter le risque de déclin mental.
Antagonistes de l'adénosine A2A	Il s'agit d'une nouvelle classe de médicaments non dopaminergiques. Ils agissent en bloquant les récepteurs d'adénosine A2A dans le cerveau, ce qui peut contribuer à moduler la signalisation dopaminergique.	Istradefylline	Utilisé comme traitement complémentaire à la lévodopa/carbidopa pour aider à réduire le temps « off ».

En savoir plus sur la lévodopa/carbidopa :

La lévodopa est très efficace : elle réduit la raideur musculaire, améliore la mobilité et atténue souvent considérablement les tremblements. Pour de nombreuses personnes atteintes d'une forme légère de la maladie, elle permet un retour à un niveau d'activité quasi normal et peut permettre à certaines personnes alitées de remarcher. Il est important de noter que la lévodopa est rarement efficace chez les personnes dont les symptômes parkinsoniens sont dus à d'autres troubles comme l'atrophie multisystématisée ou la paralysie supranucléaire progressive.

La lévodopa est un précurseur de la dopamine ; l'organisme la convertit en dopamine. Cette conversion se produit idéalement dans les noyaux gris centraux pour compenser le déficit en dopamine. Cependant, prise seule, une grande partie de la lévodopa est convertie en dopamine dans les intestins et la circulation sanguine avant d'atteindre le cerveau. Cette dopamine périphérique provoque des effets secondaires tels que nausées, vomissements, hypotension orthostatique (baisse de la pression artérielle en position debout) et bouffées vasomotrices. La carbidopa (ou bensérazide) est administrée avec la lévodopa pour bloquer cette conversion hors du cerveau. Cela signifie qu'une plus grande quantité de lévodopa atteint le cerveau, là où elle est nécessaire, et que les effets secondaires sont réduits. (Dans certains pays, un médicament appelé dompéridone peut être utilisé pour traiter ces effets secondaires périphériques de la lévodopa, mais il n'est pas facilement disponible aux États-Unis.)

Pour trouver la dose de lévodopa qui vous convient, votre médecin doit trouver le juste équilibre entre un contrôle

efficace de la maladie et les effets secondaires potentiels. Ceux-ci peuvent inclure :
- Nausées, vomissements, étourdissements.
- Dyskinésies : mouvements involontaires, souvent contorsionnés ou agités, affectant la bouche, le visage et les membres. Il s'agit d'une complication fréquente du traitement à long terme par lévodopa.
- Cauchemars.
- Symptômes psychotiques : hallucinations (voir ou entendre des choses qui n'existent pas) et paranoïa (méfiance irrationnelle).
- Modifications de la pression artérielle.
- Confusion.
- Troubles du contrôle des impulsions : Difficulté à contrôler ses envies, conduisant à des comportements tels que le jeu compulsif, les dépenses excessives, l'hypersexualité ou les crises de boulimie.

Parfois, la lévodopa est essentielle au maintien de la mobilité, même si elle est à l'origine de certains effets secondaires mentaux. Dans ce cas, certains antipsychotiques (comme la quétiapine, la clozapine ou la pimavansérine), moins susceptibles d'aggraver les symptômes moteurs de la maladie de Parkinson, peuvent être utilisés pour atténuer ces effets psychotiques.

Après avoir pris de la lévodopa pendant 5 ans ou plus, plus de la moitié des personnes commencent à ressentir des effets « on-off ». Cela signifie qu'elles alternent rapidement entre des périodes où le médicament est efficace et où elles sont relativement mobiles (période « on ») et des périodes où l'effet du médicament s'estompe et où les symptômes de la maladie de Parkinson réapparaissent ou s'aggravent (période « off »). Ces changements peuvent survenir en quelques secondes. Les périodes de mobilité après chaque dose peuvent se raccourcir et les symptômes peuvent réapparaître avant la dose suivante (on parle alors d'« usure »). Les périodes « off » peuvent également s'accompagner de dyskinésies.

Pour gérer ces effets « on-off » pendant un certain temps, votre médecin pourrait :
- Avez-vous pris des doses plus faibles de lévodopa plus fréquemment ?
- Passez à une formulation à libération contrôlée (à libération lente) de lévodopa.
- Ajoutez un autre médicament, comme un agoniste de la dopamine, un inhibiteur de la MAO-B ou un inhibiteur de la COMT.

Cependant, après 15 à 20 ans, ces effets « on-off » peuvent devenir très difficiles à supprimer avec de simples ajustements de médicaments, et une intervention chirurgicale (comme la DBS) peut être envisagée.

Une formulation de gel intestinal à base de lévodopa/carbidopa (disponible dans certaines régions, dont l'Europe) peut être administrée en continu à l'aide d'une pompe reliée à une sonde insérée chirurgicalement dans l'intestin grêle. La pompe administre la lévodopa de manière régulière, ce qui maintient les concentrations sanguines du médicament plus stables et réduit le risque d'effets secondaires. Cette approche est à l'étude chez les personnes présentant des symptômes sévères mal contrôlés par les médicaments oraux et qui ne sont pas candidates à une chirurgie cérébrale. Elle semble réduire significativement les périodes d'arrêt du traitement et améliorer la qualité de vie.

Remarque importante sur les médicaments :
Les médicaments utilisés pour traiter la maladie de Parkinson peuvent avoir des effets secondaires gênants. Si vous remarquez des effets inhabituels, tels que des difficultés à contrôler ses envies, une confusion, une aggravation des hallucinations ou tout autre symptôme inquiétant, signalez-les rapidement à votre médecin. N'arrêtez jamais brutalement un médicament contre la maladie de Parkinson, sauf avis contraire de votre médecin. L'arrêt brutal de certains médicaments (notamment la lévodopa/carbidopa) peut entraîner une maladie grave, potentiellement mortelle, appelée syndrome pseudo-malin des neuroleptiques, caractérisée par une forte fièvre, une raideur musculaire importante, une hypertension artérielle, des lésions musculaires et une confusion.

Stimulation cérébrale profonde (SCP)
Pour les personnes atteintes de la maladie de Parkinson à un stade avancé qui souffrent de complications motrices importantes (comme des mouvements involontaires incontrôlables ou des effets « on-off » sévères) en raison d'une utilisation à long terme de lévodopa, et qui ne présentent pas de démence grave ou de symptômes psychiatriques majeurs, la stimulation cérébrale profonde (SCP) peut être une option.

La SCP consiste à implanter chirurgicalement de minuscules électrodes dans des zones ciblées des noyaux gris centraux (les parties du cerveau qui contrôlent les mouvements). Ces électrodes sont reliées par des fils passant sous la peau à un générateur d'impulsions (comme un stimulateur cardiaque) généralement implanté dans la poitrine. Ce générateur envoie de faibles impulsions électriques contrôlées aux zones cérébrales ciblées. L'IRM ou le scanner sont utilisés pendant l'intervention pour localiser précisément ces zones cibles. En stimulant ces zones du cerveau, la SCP peut souvent réduire considérablement les mouvements involontaires (dyskinésies) et les tremblements, et raccourcir les périodes d'arrêt, permettant ainsi un contrôle plus constant des symptômes. La SCP est une procédure spécialisée, disponible uniquement dans certains centres médicaux.

Autres procédures et traitements expérimentaux

- Ultrasons focalisés de haute intensité (HIFU) : Il s'agit d'une procédure moins invasive qui utilise l'IRM pour identifier les zones cérébrales spécifiques touchées par la maladie de Parkinson. Des ultrasons concentrés sont ensuite appliqués avec précision sur la zone ciblée pour détruire une petite quantité de tissu, ce qui peut contribuer à soulager les symptômes. Cette procédure, qui n'implique pas de chirurgie ouverte traditionnelle, peut être efficace pour contrôler les tremblements et peut également contribuer à réduire les mouvements ralentis et la rigidité.
- Techniques chirurgicales plus anciennes : Dans certains pays, les médecins pratiquent encore des interventions visant à retirer chirurgicalement une petite partie du cerveau gravement atteinte ou à utiliser une minuscule sonde électrique pour créer une lésion (détruire cette

partie du cerveau). Ces interventions peuvent atténuer les symptômes, mais sont moins courantes depuis l'arrivée de la stimulation cérébrale profonde. En cas d'échec, une stimulation cérébrale profonde sur une autre cible cérébrale peut être envisagée.
- Cellules souches : La transplantation de cellules souches dans le cerveau a longtemps été considérée comme un traitement potentiel de la maladie de Parkinson. Cependant, les recherches menées jusqu'à présent ont montré son inefficacité et ses effets secondaires gênants. Ce traitement n'est actuellement pas recommandé.
- Traitements de réparation des neurones et thérapies géniques : il s'agit de domaines de recherche actifs et prometteurs, visant à protéger ou à réparer les neurones endommagés ou à corriger les problèmes génétiques sous-jacents, mais ils sont encore expérimentaux.

Traiter les symptômes de santé mentale

Les symptômes psychotiques (comme les hallucinations et les délires) et autres problèmes de santé mentale, qu'ils soient causés par la maladie de Parkinson elle-même, par un médicament ou par un autre facteur, nécessitent une gestion prudente :

- Médicaments antipsychotiques : Si les symptômes psychotiques sont problématiques, certains médicaments antipsychotiques « atypiques » sont parfois utilisés, car ils sont moins susceptibles d'aggraver les symptômes moteurs de la maladie de Parkinson. Il s'agit notamment de la quétiapine, de la clozapine ou de la pimavansérine.

- La pimavansérine est spécifiquement approuvée pour la psychose de la maladie de Parkinson et peut être efficace sans aggraver les symptômes moteurs ; elle ne nécessite pas non plus les analyses sanguines fréquentes nécessaires à la clozapine.
  - La clozapine peut être très efficace mais elle est utilisée avec prudence en raison du risque d'effets secondaires graves (comme un nombre dangereusement bas de globules blancs, nécessitant une surveillance sanguine régulière).
- Antidépresseurs : ils sont utilisés pour traiter la dépression, qui est fréquente dans la maladie de Parkinson.
  - Des antidépresseurs tricycliques plus anciens (comme l'amitriptyline) peuvent être utilisés et peuvent également aider à réduire les tremblements, mais ils ont davantage d'effets secondaires anticholinergiques.
  - Les antidépresseurs plus récents, tels que les inhibiteurs sélectifs de la recapture de la sérotonine (ISRS) comme la fluoxétine, la paroxétine, le citalopram et l'escitalopram, ou d'autres types comme la venlafaxine, la mirtazapine et le bupropion, sont souvent très efficaces et ont généralement moins d'effets secondaires. (Remarque : la sélégiline, un inhibiteur de la MAO-B, possède également des propriétés antidépressives).

Traiter efficacement les symptômes de santé mentale peut aider à réduire les problèmes de mouvement, à améliorer considérablement votre qualité de vie globale et parfois à retarder le besoin de soins institutionnels.

Mesures générales et soins personnels

Au-delà des médicaments et des procédures médicales, diverses mesures simples et ajustements du mode de vie peuvent jouer un rôle important pour vous aider à maintenir votre mobilité, votre indépendance et votre bien-être général :

- Restez aussi actif que possible : Continuez à pratiquer autant d'activités quotidiennes que possible. Suivez un programme d'exercice régulier adapté à vos capacités. C'est essentiel pour maintenir votre tonus musculaire, votre souplesse et votre équilibre.
- Simplifier les tâches quotidiennes : Cherchez des moyens de faciliter les activités quotidiennes. Par exemple :
  - Remplacez les boutons des vêtements par des fermetures Velcro ou achetez des chaussures avec Velcro.
  - Utilisez des dispositifs d'assistance tels que des tirettes de fermeture éclair, des crochets à boutons ou des ustensiles de cuisine spécialement conçus.
- Physiothérapie et ergothérapie :
  - Les kinésithérapeutes peuvent vous aider à intégrer ces mesures à vos activités quotidiennes. Ils peuvent également vous recommander des exercices spécifiques pour améliorer le tonus musculaire, maintenir l'amplitude des

mouvements, améliorer l'équilibre et faciliter la marche.
    - Les ergothérapeutes peuvent vous aider à adapter votre environnement de vie et de travail et à trouver de nouvelles façons d'accomplir vos tâches pour préserver votre autonomie au quotidien. Ils peuvent également vous recommander des aides mécaniques, comme des déambulateurs à roulettes.
- Orthophonie : Si vous développez des problèmes d'élocution ou de déglutition, un orthophoniste peut vous proposer des exercices et des stratégies pour améliorer la communication et rendre la déglutition plus sûre.
- Sécurité à la maison : apportez des modifications simples à votre maison pour réduire le risque de chute et faciliter les déplacements :
    - Retirez les tapis et débarrassez-vous du désordre pour éviter de trébucher.
    - Installez des barres d'appui dans les salles de bains (près des toilettes et dans la douche/baignoire) et des rampes dans les couloirs et le long des escaliers.
    - Assurez un bon éclairage dans toute votre maison.
- Nutrition et régime alimentaire :
    - Pour la constipation, qui est très courante :
        - Adoptez un régime alimentaire riche en fibres, comprenant des aliments comme les pruneaux, les fruits, les légumes et les céréales complètes.

- Buvez beaucoup de liquides tout au long de la journée.
- Restez aussi actif physiquement que possible.
- Votre médecin pourrait vous recommander des laxatifs osmotiques (comme le polyéthylène glycol), des émollients fécaux (comme le docusate ou le concentré de séné), des suppléments de fibres (comme le psyllium) ou des laxatifs stimulants (comme le bisacodyl pris par voie orale) pour vous aider à maintenir des selles régulières.
  - Difficultés à avaler (dysphagie) : Cela peut limiter votre apport alimentaire. Il est donc important de veiller à une alimentation équilibrée. Consultez un orthophoniste ou un diététicien. Ils pourront vous recommander des aliments plus mous, des liquides plus épais ou des techniques alimentaires spécifiques. S'efforcer de renifler plus profondément avant de manger peut parfois améliorer votre odorat, ce qui peut stimuler votre appétit.
- Prenez vos médicaments comme prescrit : c'est absolument essentiel. Prenez vos médicaments exactement comme votre médecin vous l'a prescrit, au bon moment. La régularité peut faire une grande différence dans la gestion de vos symptômes. Si vous remarquez des effets secondaires ou si vous avez l'impression que vos médicaments ne sont plus aussi

efficaces qu'avant, parlez-en à votre médecin ; n'arrêtez pas ou ne modifiez pas vos doses de votre propre chef.
- Consultez votre professionnel de santé selon les recommandations : Votre professionnel de santé établira un calendrier de visites de contrôle. Ces visites sont essentielles pour surveiller votre état de santé, évaluer l'efficacité de vos traitements et apporter les ajustements nécessaires à vos médicaments ou à votre posologie.
- N'ignorez pas ou n'évitez pas les symptômes : La maladie de Parkinson peut provoquer de nombreux symptômes, dont beaucoup peuvent être traités ou gérés, soit en s'attaquant à la maladie sous-jacente, soit en traitant les symptômes eux-mêmes. Se faire soigner peut faire toute la différence pour éviter que les symptômes n'aggravent votre vie.

Combien de temps après le traitement vais-je me sentir mieux ?

Le temps nécessaire pour se sentir mieux et constater les effets positifs des traitements contre la maladie de Parkinson peut varier considérablement d'une personne à l'autre. Cela dépend fortement du type de traitement que vous recevez (par exemple, le médicament, la dose), de la gravité de votre maladie au début du traitement et d'autres facteurs individuels. Votre professionnel de santé est la personne la mieux placée pour vous renseigner sur ce que vous pouvez raisonnablement attendre de votre plan de traitement spécifique. Il pourra vous fournir des informations adaptées à votre situation.

Prévention
Puis-je réduire mon risque ou prévenir la maladie de Parkinson ?

Malheureusement, la maladie de Parkinson étant généralement due à des causes génétiques mal comprises ou encore imprévisibles (idiopathiques), aucune de ces causes n'est évitable en l'état actuel des connaissances. Il n'est actuellement pas possible de réduire définitivement le risque de développer la maladie par des mesures spécifiques.

Bien que certaines professions (comme l'agriculture, avec exposition aux pesticides, ou le soudage, avec exposition au manganèse) aient été associées à un risque accru de parkinsonisme, toutes les personnes exerçant ces professions ne développeront pas cette maladie. De même, si des facteurs comme la consommation de caféine et l'activité physique ont été associés à un risque *moindre* , ces stratégies de prévention ne sont pas garanties. Le meilleur conseil est de maintenir un mode de vie sain et d'être conscient des risques environnementaux potentiels.

Perspectives / Pronostic
À quoi puis-je m'attendre si j'ai la maladie de Parkinson ?

La maladie de Parkinson est une maladie progressive et dégénérative. Cela signifie que ses effets sur le cerveau s'aggravent généralement avec le temps. Cependant, il est important de savoir que cette maladie progresse généralement lentement, souvent sur plusieurs années, voire plusieurs décennies. La plupart des personnes atteintes de la maladie de Parkinson ont une espérance de vie normale ou quasi normale, même si leur qualité de vie peut être affectée par les symptômes.

Aux premiers stades, vous n'aurez probablement besoin que de peu ou pas d'aide et pourrez continuer à vivre de manière autonome. À mesure que les effets de la maladie s'aggravent, vous aurez généralement besoin de médicaments pour limiter l'impact des symptômes. La plupart des médicaments, en particulier la lévodopa, sont modérément, voire très efficaces pendant de nombreuses années, surtout une fois que votre professionnel de santé aura déterminé la dose minimale nécessaire pour gérer vos symptômes.

La plupart des effets et symptômes de la maladie de Parkinson sont gérables grâce à un traitement. Cependant, avec le temps, l'efficacité des traitements peut diminuer et leur gestion peut devenir plus complexe (par exemple, gestion des effets « on-off » ou des dyskinésies). À mesure que la maladie progresse, l'autonomie devient plus difficile.

Combien de temps dure la maladie de Parkinson ?
La maladie de Parkinson est actuellement incurable. Une fois diagnostiquée, elle devient une maladie permanente et permanente.

Quelles sont les perspectives pour la maladie de Parkinson ?
La maladie de Parkinson en elle-même n'est pas considérée comme une maladie directement mortelle. Cependant, les symptômes et les complications qui en découlent peuvent

souvent contribuer au décès. Par exemple, de graves difficultés de déglutition peuvent entraîner une pneumonie par aspiration, et des problèmes d'équilibre peuvent entraîner des chutes et des blessures graves.

Pour mettre les choses en perspective, en 1967, l'espérance de vie moyenne d'une personne atteinte de la maladie de Parkinson était d'un peu moins de 10 ans après le diagnostic. Depuis, grâce aux progrès significatifs réalisés en matière de traitement et de soins (notamment le développement et l'amélioration de la lévodopa et d'autres médicaments), l'espérance de vie moyenne a considérablement augmenté, d'environ 55 %, pour atteindre plus de 14,5 ans après le diagnostic. Si l'on ajoute à cela le fait que la maladie de Parkinson est beaucoup plus susceptible d'être diagnostiquée après 60 ans, cela signifie que, pour beaucoup, la maladie ne réduit pas considérablement l'espérance de vie globale de plus de quelques années (bien que cela puisse varier en fonction de facteurs individuels et de l'espérance de vie moyenne dans votre pays).

Vivre avec la maladie de Parkinson
Comment prendre soin de moi ?

Si vous êtes atteint de la maladie de Parkinson, le plus important est de participer activement à vos soins et de suivre les conseils de votre équipe soignante. Cela inclut les points déjà abordés dans la section « Mesures générales et autosoins » :

- Prenez vos médicaments comme prescrit : c'est primordial.

- Consultez votre fournisseur comme recommandé : un suivi régulier est essentiel.
- N'ignorez pas et n'évitez pas les symptômes : signalez les changements à votre médecin.
- Restez actif et faites de l'exercice régulièrement.
- Adoptez une alimentation saine et équilibrée.
- Adaptez votre maison pour plus de sécurité.
- Utilisez la physiothérapie, l'ergothérapie et l'orthophonie selon les besoins.

Quand dois-je consulter mon fournisseur de soins de santé ou demander des soins ?

Vous devez consulter votre professionnel de santé pour tous vos rendez-vous. Il est également important de le contacter si :

- Remarquez tout changement significatif dans vos symptômes (moteurs ou non moteurs).
- Vous avez l'impression que votre médicament n'est plus aussi efficace qu'avant, ou que les périodes d'« essoufflement » deviennent plus fréquentes ou gênantes.
- Ressentez des effets secondaires nouveaux ou gênants liés à vos médicaments.
- Vous avez des inquiétudes concernant les chutes, les changements d'humeur ou les problèmes cognitifs.

Ajuster vos médicaments et vos dosages, ou ajouter d'autres thérapies, peut souvent améliorer considérablement la façon dont la maladie de Parkinson affecte votre vie quotidienne.

Quand dois-je aller aux urgences ?

Votre professionnel de santé peut vous donner des conseils précis sur les signes ou symptômes qui nécessitent une hospitalisation ou une consultation d'urgence. En général, vous devez consulter un médecin en urgence si :

- Faites une chute importante, surtout si vous vous cognez la tête, perdez connaissance ou pensez que vous vous êtes blessé à la tête, au cou, à la poitrine, au dos ou à l'abdomen.
- Connaissez une aggravation soudaine et grave de vos symptômes de Parkinson.
- Vous avez une réaction indésirable grave à votre médicament.
- Développer des signes d'une infection grave, comme une pneumonie par aspiration (qui peut inclure de la fièvre, de la toux, un essoufflement, des douleurs thoraciques).

Les aidants et les problèmes de fin de vie
Étant donné que la maladie de Parkinson est progressive, les personnes atteintes de cette maladie auront éventuellement besoin de plus d'aide pour les activités quotidiennes normales, comme manger, se laver, s'habiller et aller aux toilettes.

- Pour les aidants : Accompagner une personne atteinte de la maladie de Parkinson peut être très exigeant. Il est utile pour les aidants de se renseigner sur les effets physiques et psychologiques de la maladie et sur les moyens de permettre à la personne de fonctionner au mieux de ses capacités. Être aidant peut être fatigant et stressant ; il est donc important qu'ils veillent également à leur bien-être et recherchent du soutien, par exemple auprès de groupes de soutien ou de services de répit.

- Planification de fin de vie : À terme, la plupart des personnes atteintes de la maladie de Parkinson à un stade avancé deviennent gravement handicapées et immobilisées. Elles peuvent être incapables de manger, même avec une assistance. La démence se développe chez environ un tiers d'entre elles. À mesure que la déglutition devient de plus en plus difficile, le risque de décès par pneumonie par aspiration (infection pulmonaire causée par l'inhalation de liquides ou d'aliments de la bouche ou de l'estomac dans les poumons) devient important. Pour certaines personnes, une maison de retraite ou un établissement de soins spécialisés peut s'avérer le lieu idéal pour recevoir des soins.

Avant qu'une personne atteinte de la maladie de Parkinson ne devienne inapte, il est fortement recommandé d'établir des directives anticipées. Il s'agit de documents juridiques qui vous permettent d'exprimer vos souhaits concernant les soins médicaux que vous souhaitez recevoir (ou non) en fin de vie, si vous devenez incapable de prendre ces décisions vous-même. Ces directives peuvent inclure des préférences en matière de réanimation, d'alimentation par sonde ou de ventilation mécanique. La rédaction de directives anticipées peut vous apporter une tranquillité d'esprit et garantir le respect de vos souhaits.

Questions courantes supplémentaires
Comment une personne contracte-t-elle la maladie de Parkinson ?

Chez la plupart des personnes (environ 75 à 90 % des cas), la cause exacte de la maladie de Parkinson est inconnue ; on parle alors de cas « idiopathiques ». On pense généralement que la maladie de Parkinson idiopathique résulte d'une combinaison de prédisposition génétique et d'exposition à certains facteurs environnementaux au cours de la vie, bien que ces facteurs spécifiques soient souvent non identifiables. Dans environ 10 à 25 % des cas, la maladie de Parkinson est directement liée à des mutations génétiques spécifiques et peut être héréditaire (maladie de Parkinson familiale).

Quels sont les premiers signes avant-coureurs de la maladie de Parkinson ?

Les signes avant-coureurs de la maladie de Parkinson peuvent être des symptômes moteurs (liés au mouvement), comme un léger tremblement d'un doigt ou d'une main, ou une légère raideur d'un membre. Cependant, comme nous l'avons vu, les symptômes non moteurs peuvent souvent apparaître beaucoup plus tôt, parfois des années, voire des décennies, avant l'apparition des premiers symptômes moteurs. Le problème est que nombre de ces symptômes non moteurs précoces peuvent être assez vagues ou courants, ce qui rend difficile leur rattachement spécifique à la maladie de Parkinson sans investigations complémentaires.

Certains symptômes non moteurs qui *pourraient* être des signes avant-coureurs comprennent :

- Perte de l'odorat (anosmie)
- Constipation persistante et inexpliquée.

- Trouble du comportement en sommeil paradoxal (réalisation de rêves de manière vivante, parfois physiquement).
- Dépression ou anxiété nouvelle ou qui s'aggrave sans cause claire.
- Modifications subtiles de l'écriture (devenant plus petite ou plus étroite).
- Une voix de plus en plus douce.
- Expression faciale diminuée (masquage).
- Fatigue persistante ou somnolence diurne.

La maladie de Parkinson est-elle mortelle ?
Non, la maladie de Parkinson en elle-même n'est pas considérée comme une maladie directement mortelle. Les personnes atteintes *de* la maladie de Parkinson en meurent, généralement pas *directement* . Cependant, les complications qui peuvent en découler peuvent parfois mettre la vie en danger et contribuer au décès. Ces complications peuvent inclure des chutes graves entraînant des blessures, ou une pneumonie par aspiration (une infection pulmonaire causée par l'inhalation d'aliments ou de liquides dans les poumons en raison de difficultés à avaler).

La maladie de Parkinson peut-elle être guérie ?
Non, à l'heure actuelle, la maladie de Parkinson est incurable. Cependant, il s'agit d'une maladie tout à fait traitable. De nombreux traitements disponibles sont très efficaces pour gérer les symptômes, souvent pendant de nombreuses années, et peuvent améliorer considérablement la qualité de vie. La recherche se poursuit et il pourrait être possible à l'avenir de développer des traitements capables de ralentir, d'arrêter, voire

d'inverser la progression de la maladie et de ses symptômes les plus graves.

La maladie de Parkinson est une maladie très fréquente, surtout avec l'âge. Si l'idée d'une maladie neurologique évolutive peut être intimidante, il est important de garder à l'esprit qu'il existe de nombreux moyens efficaces de la traiter et de la gérer. Parmi ceux-ci figurent divers types de médicaments, des options chirurgicales comme la stimulation cérébrale profonde pour certains patients, et diverses thérapies de soutien (physique, ergothérapie et orthophonie). Grâce aux progrès constants de la compréhension médicale, des traitements et des soins, les personnes diagnostiquées aujourd'hui avec la maladie de Parkinson peuvent souvent vivre de nombreuses années, voire des décennies, avec cette maladie, en s'adaptant à ses effets et en recevant un traitement pour gérer leurs symptômes et maintenir leur qualité de vie.

CHAPITRE 2

Séparer les faits de la fiction : briser les mythes courants

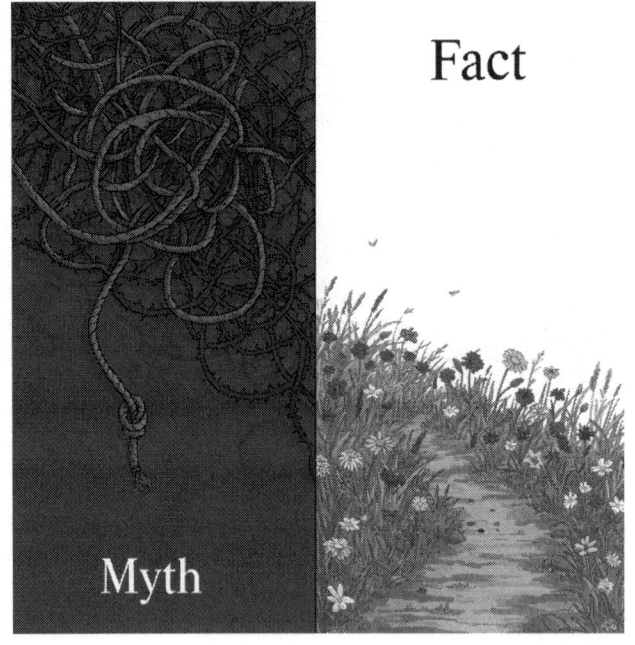

Bienvenue au chapitre 2. Après avoir exploré la maladie de Parkinson, ses symptômes, ses causes et son diagnostic et sa prise en charge au chapitre 1, il est temps d'aborder certains malentendus et mythes courants qui l'entourent. Lorsque vous ou un proche êtes confronté à un diagnostic comme celui de la maladie de Parkinson, il est naturel de chercher à s'informer. Cependant, dans un monde où les opinions et les contenus sont omniprésents (mais pas toujours exacts), il peut être difficile de distinguer les faits fiables des fictions omniprésentes.

La désinformation peut engendrer des peurs et de l'anxiété inutiles, et parfois même des décisions erronées en matière de soins et de mode de vie. L'objectif de ce chapitre est de vous fournir des informations précises et factuelles, contribuant ainsi à dissiper les mythes courants et à mieux comprendre la maladie de Parkinson. En distinguant les faits de la fiction, nous espérons vous donner les moyens d'agir, réduire l'incertitude et favoriser une perspective plus éclairée sur la vie avec ou l'accompagnement d'une personne atteinte de la maladie de Parkinson.

Examinons certains des mythes les plus fréquemment rencontrés et découvrons la vérité qui se cache derrière eux.

Mythe n°1 : la maladie de Parkinson ne touche que les personnes âgées.

Le mythe : De nombreuses personnes croient que la maladie de Parkinson est exclusivement une maladie liée à la vieillesse, quelque chose qui n'arrive qu'aux personnes âgées, peut-être vers 70, 80 ans ou plus.

La réalité (fait) : S'il est vrai que le risque de développer la maladie de Parkinson augmente considérablement avec l'âge et que la majorité des personnes sont diagnostiquées après 60 ans, la maladie de Parkinson peut toucher, et touche effectivement, des personnes plus jeunes. On parle alors de maladie de Parkinson à début précoce (MPD).

Comprendre la vérité :
La maladie de Parkinson est en effet plus fréquente chez les personnes âgées. Comme nous l'avons vu au chapitre 1, l'âge moyen d'apparition de la maladie se situe autour de 60 ans.

Cependant, on estime qu'environ 10 à 20 % des personnes atteintes de la maladie de Parkinson présentent les premiers symptômes avant 50 ans. Certaines personnes peuvent même être diagnostiquées vers 30 ou 40 ans, et dans de très rares cas, même plus jeunes (on parle alors de parkinsonisme juvénile, bien que ce phénomène soit exceptionnellement rare et ait souvent des causes génétiques distinctes).

- Qu'est-ce que la maladie de Parkinson à début précoce (MPD) ?
  Lorsque la maladie de Parkinson est diagnostiquée chez des personnes de moins de 50 ans, elle est généralement classée comme MPD. Bien que le processus pathologique sous-jacent (perte des neurones dopaminergiques) soit similaire à celui de la maladie de Parkinson à début tardif, il peut y avoir des différences dans la façon dont la maladie se présente et évolue :
  - Symptômes : Les personnes atteintes de MPYO sont plus susceptibles de présenter une dystonie (contractions musculaires prolongées provoquant des torsions, des mouvements répétitifs ou des postures anormales) comme symptôme précoce. La progression globale de la maladie peut également être plus lente. Bien que les tremblements soient fréquents, certaines études suggèrent qu'ils pourraient être moins fréquents comme symptôme initial dans la MPYO que dans la MP d'apparition tardive.
  - Fluctuations motrices et dyskinésies : Les personnes atteintes de YOPD développent souvent des fluctuations motrices (changements

dans la capacité à bouger, souvent liés au moment de la prise des médicaments, comme les effets de « l'usure ») et des dyskinésies (mouvements involontaires, erratiques et contorsionnés) plus tôt au cours de leur maladie, en partie parce qu'elles prendront des médicaments comme la lévodopa pendant une période plus longue.
  - Facteurs génétiques : On pense que les liens génétiques sont plus fréquents dans la maladie de Parkinson précoce que dans la maladie de Parkinson qui apparaît plus tard. Des mutations génétiques spécifiques (comme PARK2 (Parkin) et PINK1) sont plus fréquemment associées à un âge d'apparition plus précoce.
  - Symptômes non moteurs : Bien que les symptômes non moteurs comme la dépression, l'anxiété et les troubles du sommeil soient courants dans toutes les tranches d'âge, leur impact et leur présentation peuvent varier. Le déclin cognitif et la démence, par exemple, ont tendance à être moins fréquents ou à survenir beaucoup plus tard dans la MPJ que dans la maladie de Parkinson à début plus tardif.
- Défis spécifiques du trouble du spectre de l'autisme (TSA) :
Recevoir un diagnostic précoce d'une maladie chronique et évolutive comme la maladie de Parkinson entraîne des difficultés particulières. Les personnes atteintes du TSA sont souvent au sommet de leur carrière, ont parfois de

jeunes enfants et envisagent un avenir à long terme. Le diagnostic peut avoir des conséquences sur :
- Carrière et finances : inquiétudes concernant la capacité à continuer à travailler, le risque de perte de revenus et la gestion des coûts des soins de santé sur plusieurs décennies.
- Vie de famille : expliquer la maladie aux enfants, gérer les responsabilités parentales tout en faisant face aux symptômes et l'impact sur les relations conjugales.
- Bien-être social et émotionnel : se sentir isolé des pairs qui peuvent ne pas comprendre la maladie, faire face à la stigmatisation parfois associée à une maladie chronique et gérer le coût émotionnel d'un diagnostic à long terme.

Il est important que le public et les professionnels de santé comprennent que la maladie de Parkinson n'est pas une maladie réservée aux personnes très âgées. Une meilleure sensibilisation peut permettre un diagnostic plus précoce et un accès à un soutien et un traitement adaptés pour les personnes plus jeunes touchées par la maladie. Si vous avez moins de 50 ans et que vous présentez des symptômes préoccupants, il est essentiel de consulter un neurologue.

Mythe n° 2 : la maladie de Parkinson n'est qu'une « paralysie tremblante » – elle n'affecte que les mouvements.

Mythe : La maladie de Parkinson est souvent définie de manière restrictive par son symptôme moteur le plus visible :

le tremblement. Le terme historique de « paralysie agitante », inventé par le Dr James Parkinson dans son essai de 1817, contribue à cette perception selon laquelle la maladie se résume uniquement à des tremblements physiques et à d'autres difficultés motrices.

La réalité (fait) : Si les symptômes moteurs comme les tremblements, la rigidité, la lenteur (bradykinésie) et l'instabilité posturale sont les caractéristiques essentielles du diagnostic de la maladie de Parkinson, cette maladie est un trouble neurologique complexe qui englobe un large éventail de symptômes non moteurs. Ces symptômes non moteurs peuvent être tout aussi invalidants, voire plus, que les symptômes moteurs pour de nombreuses personnes, et peuvent avoir un impact significatif sur la qualité de vie globale.

Comprendre la vérité :

Comme nous l'avons détaillé au chapitre 1, la maladie de Parkinson résulte de la dégénérescence des neurones dopaminergiques de la substance noire, qui affecte principalement le contrôle des mouvements. Cependant, les modifications pathologiques de la maladie de Parkinson, notamment l'accumulation d'alpha-synucléine (corps de Lewy), ne se limitent pas à cette seule zone du cerveau. Ces modifications peuvent survenir dans de nombreuses autres parties du système nerveux central (cerveau et moelle épinière) ainsi que du système nerveux périphérique (nerfs extérieurs au cerveau et à la moelle épinière, y compris ceux contrôlant les fonctions autonomes). Cette pathologie répandue explique la diversité des symptômes de la maladie de Parkinson.

- Le large spectre des symptômes non moteurs :
Il est essentiel de comprendre que les symptômes non moteurs peuvent précéder l'apparition des symptômes moteurs de plusieurs années, voire de plusieurs décennies. Il est important de les reconnaître, même s'ils ne sont pas suffisamment spécifiques pour permettre à eux seuls le diagnostic de la maladie de Parkinson. Leur éventail est vaste :
    - Dysfonctionnement autonome : Les problèmes affectant les fonctions automatiques du corps sont très fréquents. Parmi ces problèmes, on peut citer :
        - Constipation : souvent l'un des premiers symptômes non moteurs.
        - Hypotension orthostatique : chute de la pression artérielle en position debout, entraînant des étourdissements ou des évanouissements.
        - Problèmes urinaires : augmentation de la fréquence, de l'urgence ou de l'incontinence.
        - Difficultés de déglutition (dysphagie) : peuvent entraîner une salivation excessive, un étouffement et un risque de pneumonie.
        - Transpiration excessive ou intolérance à la chaleur/au froid.
        - Dysfonctionnement sexuel : y compris la dysfonction érectile chez les hommes et la diminution de la libido.
    - Troubles du sommeil :

- Trouble du comportement en sommeil paradoxal (TCSP) : interprétation des rêves, souvent physique et parfois violente. Il s'agit d'un très bon indicateur précoce de la maladie de Parkinson ou de troubles apparentés.
- Insomnie : Difficulté à s'endormir ou à rester endormi.
- Syndrome des jambes sans repos (SJSR) : une envie irrésistible de bouger les jambes.
- Somnolence diurne excessive (SDE).
   - Symptômes sensoriels :
     - Perte d'odorat (anosmie ou hyposmie) : un autre symptôme précoce très courant.
     - Douleur : Peut se manifester sous diverses formes – musculo-squelettique, neuropathique (douleur nerveuse), dystonique (liée à des crampes musculaires).
     - Picotements ou engourdissements.
   - Changements d'humeur et cognitifs :
     - Dépression : touche un pourcentage important de personnes atteintes de la maladie de Parkinson et peut survenir à n'importe quel stade.
     - Anxiété : Également très courante, y compris l'anxiété généralisée, les crises de panique et la phobie sociale.
     - Apathie : Perte de motivation ou d'intérêt.

- - Déficience cognitive : peut aller d'une déficience cognitive légère (MCI), affectant l'attention, la planification et la recherche de mots, à la démence de la maladie de Parkinson (TED) à des stades ultérieurs.
  - Symptômes psychotiques : Des hallucinations (le plus souvent visuelles) et des délires peuvent survenir, en particulier dans les cas de maladie plus avancée ou comme effet secondaire de certains médicaments.
  - Autres symptômes non moteurs :
    - Fatigue : Sensation profonde de lassitude non soulagée par le repos.
    - Problèmes d'élocution (dysarthrie) : la voix peut devenir douce (hypophonie), monotone ou rauque.
    - Dermatite séborrhéique : peau grasse et squameuse, souvent sur le cuir chevelu et le visage.
    - Changements de poids : Perte de poids inexpliquée ou parfois gain de poids.
- Impact sur la vie quotidienne et le traitement :
Ces symptômes non moteurs ne sont pas de simples désagréments mineurs ; ils peuvent être profondément perturbateurs. Par exemple, une constipation sévère ou des problèmes urinaires peuvent être très inconfortables et socialement limitants. Les troubles du sommeil peuvent entraîner une fatigue diurne invalidante. La dépression et l'anxiété peuvent profondément affecter

l'humeur, la motivation et l'engagement social. Les changements cognitifs peuvent affecter l'autonomie et la prise de décision.

Par conséquent, une prise en charge globale de la maladie de Parkinson doit prendre en compte à la fois les symptômes moteurs et non moteurs. Votre équipe soignante doit vous interroger régulièrement sur ces aspects moins visibles de la maladie, car des traitements et des stratégies de prise en charge existent pour nombre d'entre eux. Reconnaître la maladie de Parkinson comme une maladie aux multiples facettes, plutôt que comme une simple paralysie tremblante, est essentiel pour offrir une prise en charge globale et améliorer le bien-être général des personnes atteintes.

Mythe n° 3 : Toutes les personnes atteintes de la maladie de Parkinson développent un tremblement sévère.

Le mythe : L'image d'une personne aux mains tremblantes est l'un des stéréotypes les plus tenaces et les plus répandus de la maladie de Parkinson. Le tremblement étant si visible, beaucoup pensent qu'il s'agit d'un symptôme universel et inévitablement grave pour toutes les personnes diagnostiquées.

La réalité (fait) : Bien que les tremblements soient un symptôme courant de la maladie de Parkinson, touchant environ 70 à 80 % des personnes, toutes les personnes atteintes ne les ressentent pas. De plus, chez les personnes qui en souffrent, leur intensité et leur impact peuvent varier considérablement d'une personne à l'autre et peuvent même évoluer au cours de la maladie. Certaines personnes peuvent présenter des tremblements très légers, tandis que d'autres peuvent en ressentir des plus prononcés.

Comprendre la vérité :
Comme indiqué au chapitre 1, les principaux symptômes moteurs de la maladie de Parkinson sont les tremblements (généralement au repos), la rigidité (raideur), la bradykinésie (lenteur des mouvements) et l'instabilité posturale (troubles de l'équilibre). Pour poser un diagnostic de maladie de Parkinson, la bradykinésie doit être présente, accompagnée *soit* de tremblements , *soit* de rigidité. Cela signifie qu'une minorité significative de personnes atteintes de la maladie de Parkinson peuvent ne jamais développer de tremblement notable.

- Types de présentation de la maladie de Parkinson :
  Les neurologues décrivent parfois différents « sous-types » ou présentations de la maladie de Parkinson en fonction des symptômes dominants au début :
    - Tremblements dominants (TD) : Dans ce groupe, les tremblements constituent le symptôme initial le plus important. Certaines études montrent que les personnes présentant une présentation à tremblements dominants présentent une progression globale de la maladie légèrement plus lente et des troubles cognitifs moins importants que les autres sous-types, bien que cela ne soit pas une règle universelle.
    - Trouble d'instabilité posturale et de la marche (TIPD) : Les personnes de ce groupe présentent principalement des problèmes d'équilibre et de marche (démarche), et peuvent présenter

davantage de troubles de la marche. Elles peuvent également présenter moins de tremblements. Le sous-type TIPD est parfois associé à une progression plus rapide de la maladie et à un risque accru de troubles cognitifs et de démence.
    - Akinétique-rigide ou sans tremblement dominant : ce groupe présente une lenteur et une raideur importantes, mais peu ou pas de tremblements.
- Il est important de noter qu'il ne s'agit pas toujours de catégories clairement définies et que les symptômes peuvent se chevaucher et changer au fil du temps.
- Caractéristiques du tremblement parkinsonien :
Lorsque le tremblement est présent dans la maladie de Parkinson, il présente généralement des caractéristiques spécifiques :
    - Tremblement au repos : il est plus évident lorsque le membre affecté est au repos et soutenu (par exemple, les mains posées sur les genoux).
    - Diminue avec l'action : Le tremblement diminue souvent ou disparaît lorsque la personne utilise délibérément le membre affecté.
    - Qualité de « roulement de pilule » : Souvent, le tremblement implique que le pouce et l'index se déplacent dans un mouvement circulaire, comme s'ils roulaient une petite pilule.
    - Début asymétrique : la maladie débute généralement d'un côté du corps (par exemple, dans une main ou un pied) et peut éventuellement se propager à l'autre côté, bien qu'elle reste souvent plus grave du côté où elle a commencé.

- Peut affecter d'autres parties du corps : Outre les mains et les bras, les tremblements peuvent également toucher les jambes, la mâchoire, le menton, les lèvres ou la langue. Un tremblement de la tête est moins fréquent dans la maladie de Parkinson et peut suggérer une autre affection, comme le tremblement essentiel.
- Aggravé par le stress ou la fatigue : Le stress émotionnel, l'anxiété ou la fatigue physique peuvent temporairement rendre le tremblement plus prononcé.

- Vivre sans tremblements importants :
Chez les personnes atteintes de la maladie de Parkinson sans tremblements importants, les principaux défis sont la rigidité, la lenteur et les troubles de l'équilibre. Ces symptômes, bien que moins visibles qu'un tremblement, peuvent être tout aussi invalidants, voire plus, et affecter la capacité à effectuer les tâches quotidiennes, à marcher en toute sécurité et à conserver son autonomie. L'absence de tremblements visibles peut parfois entraîner des retards de diagnostic ou une mauvaise compréhension de la gravité de la maladie par l'entourage.

Il est essentiel de souligner que la maladie de Parkinson est une maladie hétérogène, ce qui signifie qu'elle affecte chaque personne de manière différente. L'absence de tremblement ne signifie pas qu'une personne n'est pas atteinte de la maladie de Parkinson, et la présence de tremblements ne la confirme pas automatiquement (d'autres affections peuvent également en être la cause). Une évaluation neurologique approfondie est toujours nécessaire pour établir un diagnostic précis.

Mythe n° 4 : la maladie de Parkinson est toujours héréditaire / purement génétique.

Le mythe : On croit souvent que si une personne développe la maladie de Parkinson, elle doit être transmise directement par un parent, ou qu'elle est entièrement due à de « mauvais gènes ». On craint souvent que si un membre de sa famille est atteint de la maladie de Parkinson, il soit inévitable qu'il en soit également atteint.

La réalité (fait) : Bien que la génétique puisse jouer un rôle dans la maladie de Parkinson, la grande majorité des cas (environ 85 à 90 %) sont considérés comme sporadiques ou idiopathiques, c'est-à-dire qu'ils surviennent sans cause génétique spécifique connue et sans schéma héréditaire clair dans la famille. Seul un faible pourcentage de cas (environ 10 à 15 %) serait directement lié à des mutations génétiques spécifiques héréditaires.

Comprendre la vérité :

Les causes de la maladie de Parkinson sont complexes et mal comprises. Pour la plupart des personnes, elle résulte probablement d'une interaction complexe entre prédispositions génétiques et facteurs environnementaux.

- Maladie de Parkinson sporadique (idiopathique) :
  Il s'agit de la forme la plus courante. Dans ces cas, même si une personne peut présenter certaines variations génétiques augmentant légèrement sa susceptibilité, il n'existe pas de « gène de Parkinson »

unique à l'origine de la maladie. On pense plutôt que l'exposition à certains facteurs environnementaux (comme les pesticides, les traumatismes crâniens ou d'autres facteurs déclencheurs inconnus) au cours de la vie pourrait interagir avec le patrimoine génétique sous-jacent et déclencher le processus pathologique. La nature exacte de ces interactions reste un domaine de recherche majeur.

- Maladie de Parkinson familiale (génétique) :

Dans une minorité de cas, la maladie de Parkinson peut être directement liée à des mutations de gènes spécifiques. Lorsque ces mutations sont présentes, le risque de développer la maladie de Parkinson est significativement plus élevé, et la maladie peut être héréditaire. Parmi les gènes associés à la maladie de Parkinson bien étudiés, on trouve :

  - SNCA (alpha-synucléine) : des mutations dans ce gène (qui code pour la protéine alpha-synucléine qui forme les corps de Lewy) peuvent provoquer une forme rare et héréditaire de la maladie de Parkinson.
  - LRRK2 (kinase 2 riche en leucine) : Les mutations du gène LRRK2 sont l'un des facteurs génétiques les plus fréquents de la maladie de Parkinson, observées dans les cas familiaux et certains cas sporadiques. Le risque associé aux mutations du gène LRRK2 peut varier selon la mutation et l'origine ethnique.
  - PARK2 (Parkin), PINK1 et DJ-1 : les mutations de ces gènes sont généralement associées à la

maladie de Parkinson à début précoce (YOPD) et présentent souvent un modèle de transmission récessif (ce qui signifie que vous devez hériter d'une copie mutée des deux parents).
- GBA (glucocérébrosidase) : Les mutations du gène GBA sont reconnues comme un facteur de risque important de la maladie de Parkinson. Les personnes porteuses de mutations du gène GBA peuvent également présenter une apparition plus précoce ou une évolution légèrement différente de la maladie.

- Même lorsqu'une mutation génétique spécifique est identifiée, cela ne signifie pas forcément que toutes les personnes qui en héritent développeront la maladie de Parkinson. On parle alors de pénétrance incomplète : le gène augmente le risque, mais ne garantit pas la maladie. D'autres facteurs génétiques et environnementaux jouent probablement un rôle.

- Tests génétiques :
Des tests génétiques pour la maladie de Parkinson sont disponibles, mais ne sont pas systématiquement recommandés. Ils sont généralement envisagés dans des situations spécifiques, telles que :
  - Personnes ayant des antécédents familiaux très importants de la maladie de Parkinson (plusieurs parents atteints).
  - Personnes diagnostiquées avec la maladie de Parkinson à début précoce (MPD).
  - Pour participer à des essais cliniques ciblant des mutations génétiques spécifiques.

- Il est important de discuter des avantages et des inconvénients des tests génétiques avec un neurologue ou un conseiller en génétique. Être porteur d'une mutation génétique peut avoir des conséquences pour vous et votre famille, et cette décision doit être mûrement réfléchie.
- Ce que cela signifie pour les membres de votre famille : Si vous avez un parent, un frère ou une sœur atteint de la maladie de Parkinson, votre risque de développer la maladie est légèrement plus élevé que celui d'une personne sans antécédents familiaux. Cependant, ce risque accru reste relativement faible pour la plupart des gens. Par exemple, si le risque dans la population générale est d'environ 1 à 2 %, avoir un parent au premier degré (parent, frère ou sœur, enfant) pourrait augmenter votre risque jusqu'à 2 à 5 %. Cela signifie que la grande majorité des personnes ayant des antécédents familiaux de maladie de Parkinson ne développeront pas la maladie.

En résumé, si les gènes contribuent au risque de développer la maladie de Parkinson, il s'agit rarement d'un simple cas d'hérédité directe. Pour la plupart des individus, il s'agit d'un mélange complexe de légères vulnérabilités génétiques et d'influences environnementales qui font encore l'objet de recherches actives.

Mythe n° 5 : La lévodopa (le principal médicament contre la maladie de Parkinson) doit être retardée le plus longtemps possible, car elle cesse d'agir après

quelques années ou provoque rapidement des effets secondaires graves.

Mythe : Une préoccupation fréquente et importante chez les personnes récemment diagnostiquées de la maladie de Parkinson, et même chez certains professionnels de santé par le passé, est de « réserver » le traitement à la lévodopa pour plus tard. On pense que la lévodopa a une fenêtre d'efficacité limitée (une « lune de miel ») et qu'une instauration trop précoce entraînera une perte d'efficacité au moment « réel » ou des effets secondaires invalidants comme des dyskinésies (mouvements involontaires).

La réalité (fait) : La lévodopa reste le médicament le plus efficace pour traiter les symptômes moteurs de la maladie de Parkinson. S'il est vrai que l'utilisation prolongée de lévodopa est associée à l'apparition de complications motrices telles que la « disparition » de l'effet (le bénéfice de chaque dose ne dure pas jusqu'à la dose suivante) et les dyskinésies, les connaissances actuelles suggèrent que ces complications sont davantage liées à la progression de la maladie sous-jacente qu'à l'instauration précoce ou à la durée du traitement par lévodopa. La plupart des experts recommandent désormais de débuter la lévodopa lorsque les symptômes commencent à affecter significativement la qualité de vie, quelle que soit la durée de la maladie.

Comprendre la vérité :

Ce mythe découle d'observations faites il y a plusieurs décennies, lorsque les effets à long terme de la lévodopa ont été étudiés pour la première fois. Il s'agit d'un sujet complexe, et il est important de comprendre l'évolution de la pensée à ce sujet.

- Pourquoi la lévodopa est si efficace :
  Comme expliqué au chapitre 1, la maladie de Parkinson implique une perte de dopamine. La lévodopa est un précurseur de la dopamine ; l'organisme la convertit en dopamine, reconstituant ainsi directement les réserves réduites du cerveau. C'est pourquoi elle a un effet si important sur l'amélioration des symptômes moteurs tels que la raideur, la lenteur et, souvent, les tremblements.
- Complications motrices – Le véritable problème :
  Les principales préoccupations liées à l'utilisation à long terme de la lévodopa sont les suivantes :
  - Affaiblissement de l'effet : À mesure que la maladie de Parkinson progresse, la capacité du cerveau à stocker et à amortir la dopamine diminue. Cela signifie que les effets de chaque dose de lévodopa peuvent être moins durables, ce qui entraîne la réapparition des symptômes de la maladie de Parkinson avant la dose suivante. Il ne s'agit pas d'un arrêt complet de l'effet de la lévodopa, mais plutôt d'une réduction de sa durée d'action.
  - Dyskinésies : Il s'agit de mouvements involontaires, souvent fluides ou contorsionnés, qui ne sont pas liés à la maladie de Parkinson elle-même, mais qui sont un effet secondaire de la lévodopa, en particulier aux doses maximales, lorsque la stimulation dopaminergique est

maximale. Leur intensité peut varier de légère et imperceptible à sévère et perturbatrice.
- Fluctuations « marche-arrêt » : Des changements plus imprévisibles entre une bonne mobilité (période « marche » où le médicament agit) et des périodes de faible mobilité et de retour des symptômes (période « arrêt »).

* Changement de perspective – Progression de la maladie versus toxicité de la lévodopa :

Initialement, on pensait que la lévodopa elle-même pouvait être toxique pour les cellules cérébrales ou que son efficacité diminuait simplement au fil du temps. Cependant, des recherches approfondies et l'expérience clinique ont permis de revoir la compréhension :
- La progression de la maladie est essentielle : l'apparition de complications motrices est désormais largement attribuée à la progression continue de la maladie de Parkinson. À mesure que les cellules dopaminergiques disparaissent, le cerveau devient plus sensible aux fluctuations des taux de dopamine dues aux médicaments, et la « fenêtre thérapeutique » (écart entre une dose efficace et une dose entraînant des effets secondaires) se rétrécit.
- La lévodopa n'est pas épuisée : la durée de vie de la lévodopa n'est pas limitée. Son efficacité dans le traitement des symptômes est généralement maintenue, mais sa prise en charge devient plus complexe en raison des modifications de la maladie sous-jacente.

- Début précoce ou tardif : Plusieurs essais cliniques de grande envergure (comme l'étude ELLDOPA) ont examiné si le report de la lévodopa apportait un bénéfice à long terme en termes de complications motrices ou de progression de la maladie. Le consensus général de ces études est que le report de la lévodopa ne prévient pas ni ne retarde significativement les complications motrices. En réalité, retarder le traitement peut entraîner une aggravation des symptômes et une baisse de la qualité de vie inutile aux premiers stades.
- Quand débuter la lévodopa :

L'approche actuelle, soutenue par la plupart des spécialistes des troubles du mouvement, consiste à instaurer un traitement par lévodopa lorsque les symptômes de la maladie de Parkinson commencent à perturber vos activités quotidiennes, votre travail ou votre qualité de vie en général. L'objectif est d'utiliser la dose minimale efficace pour gérer efficacement les symptômes.

- Décision individualisée : La décision du moment où commencer la lévodopa est très personnelle et doit être prise en consultation avec votre neurologue, en tenant compte de vos symptômes spécifiques, de leur impact sur votre vie, de votre âge, de votre mode de vie et de vos préférences personnelles.
- Qualité de vie : L'objectif principal du traitement est d'améliorer votre qualité de vie. Il y a peu

d'intérêt à « tenir bon » et à supporter des symptômes invalidants si un traitement efficace est disponible.
- Gestion des complications à long terme :
Bien que des complications motrices puissent survenir, de nombreuses stratégies permettent de les gérer, comme indiqué au chapitre 1, sous la rubrique « Gestion et traitement ». Parmi celles-ci :
    - Ajuster la posologie et le moment d'administration de la lévodopa (par exemple, doses plus faibles et plus fréquentes).
    - Utilisation de différentes formulations de lévodopa (par exemple, gel intestinal à libération contrôlée).
    - Ajout d'autres classes de médicaments contre la maladie de Parkinson (par exemple, agonistes de la dopamine, inhibiteurs de la MAO-B, inhibiteurs de la COMT) pour aider à atténuer la réponse à la lévodopa.
    - Dans certains cas, la stimulation cérébrale profonde (SCP) peut être très efficace pour gérer les fluctuations motrices et les dyskinésies.

En conclusion, la crainte d'épuiser la lévodopa ou de provoquer des dommages rapides en la commençant « trop tôt » est largement dépassée. L'accent est désormais mis sur l'amélioration de votre fonction et de votre qualité de vie à tous les stades de la maladie. La lévodopa est un outil précieux, et la décision de la débuter doit être prise en fonction de vos besoins et de vos symptômes, et non dans le cadre d'une tentative arbitraire de retarder son utilisation.

Mythe n° 6 : La maladie de Parkinson est contagieuse.

Mythe : Certaines personnes craignent que la maladie de Parkinson puisse être transmise par une personne atteinte, comme on attrape un rhume ou une grippe. Cette inquiétude pourrait provenir d'une méconnaissance des causes de la maladie.

La réalité (fait) : La maladie de Parkinson n'est en aucun cas contagieuse. On ne peut absolument pas la contracter par simple contact, proximité ou toute autre forme d'interaction avec une personne atteinte. Elle n'est pas causée par un virus, une bactérie ou tout autre agent infectieux transmissible d'une personne à l'autre.

Comprendre la vérité :

Comme nous l'avons largement évoqué au chapitre 1 et plus haut dans ce chapitre, la maladie de Parkinson est une maladie neurodégénérative. Elle se caractérise par la perte progressive de certains types de cellules nerveuses (neurones) dans le cerveau, en particulier des neurones dopaminergiques de la substance noire. Les principaux facteurs connus contribuant à la maladie de Parkinson sont :

- Prédisposition génétique : Certaines variations génétiques peuvent augmenter la susceptibilité d'un individu.
- Facteurs environnementaux : L'exposition à certaines toxines ou à d'autres déclencheurs environnementaux peut jouer un rôle, en particulier chez les personnes génétiquement sensibles.

- Vieillissement : Le risque augmente avec l'âge.
- Pathologie de l'alpha-synucléine : Le mauvais repliement et l'agglutination de la protéine alpha-synucléine en corps de Lewy constituent une caractéristique pathologique clé.

Aucun de ces mécanismes sous-jacents n'implique un processus infectieux qui peut se propager d'une personne à une autre.

- Pourquoi il est important de dissiper ce mythe :
  Croire que la maladie de Parkinson est contagieuse peut entraîner des conséquences sociales néfastes :
    - Stigmatisation et isolement : Les personnes atteintes de la maladie de Parkinson peuvent être injustement évitées ou isolées par ceux qui craignent à tort d'attraper la maladie. Cela peut engendrer un sentiment de solitude et réduire le soutien social, pourtant essentiel au bien-être.
    - Angoisse inutile pour les soignants et la famille : Les membres de la famille et les soignants peuvent ressentir un stress ou une peur excessifs s'ils pensent qu'ils risquent de contracter la maladie en raison de leurs contacts étroits et de leurs activités de soins.
    - Désinformation : Elle perpétue une incompréhension fondamentale de la nature des maladies neurodégénératives.

Il est essentiel de vous rassurer, ainsi que votre famille et votre entourage, sur le fait que la maladie de Parkinson est une maladie qui se développe chez un individu en raison de facteurs internes et (potentiellement) environnementaux complexes ; elle n'est pas transmissible. Vous pouvez interagir, prendre soin et soutenir les personnes atteintes de la maladie de Parkinson en toute sécurité, sans risque de l'attraper.

Mythe n° 7 : À part les médicaments, vous ne pouvez rien faire pour gérer les symptômes de la maladie de Parkinson ou améliorer votre qualité de vie.

Le mythe : C'est une idée fausse courante qu'une fois que vous avez reçu un diagnostic de maladie de Parkinson, votre seul recours est de prendre des médicaments, et que d'autres facteurs liés au mode de vie ou thérapies n'auront pas d'effet significatif sur la façon dont vous vous sentez ou dont vous fonctionnez.

La réalité (fait) : Si les médicaments constituent un élément essentiel de la prise en charge de la maladie de Parkinson, notamment pour les symptômes moteurs, ils sont loin d'être le seul outil disponible. Une approche proactive et multidisciplinaire intégrant diverses modifications du mode de vie, thérapies et stratégies de soutien peut avoir un impact positif considérable sur la gestion des symptômes, le maintien de l'autonomie et l'amélioration de la qualité de vie globale des personnes atteintes de la maladie de Parkinson.

Comprendre la vérité :

Les médicaments comme la lévodopa sont très efficaces pour traiter de nombreux symptômes moteurs de la maladie de Parkinson. Cependant, ils ne traitent pas tous les aspects de la maladie et leur efficacité peut varier au fil du temps. De plus, de nombreux symptômes non moteurs peuvent ne pas répondre aussi bien aux thérapies de substitution dopaminergique. C'est là qu'une approche holistique devient cruciale.

- Le pouvoir de l'exercice :
  Il s'agit peut-être de l'une des interventions non pharmacologiques les plus importantes pour la maladie de Parkinson. De nombreuses études ont démontré qu'une activité physique régulière et ciblée permet :
    - Améliorez les symptômes moteurs : l'équilibre, la démarche, la souplesse, la force et la coordination peuvent tous en bénéficier.
    - Progression lente de la maladie : certaines recherches suggèrent que l'exercice vigoureux peut avoir des effets neuroprotecteurs, ralentissant potentiellement le processus pathologique sous-jacent.
    - Améliore l'humeur : l'exercice est un antidépresseur naturel et peut aider à combattre la dépression et l'anxiété.
    - Améliorez le sommeil et réduisez la fatigue.
    - Stimuler les fonctions cognitives.
      Parmi les exercices particulièrement bénéfiques, on trouve :
    - Exercices aérobiques : marche rapide, vélo (stationnaire ou régulier), natation, danse.
    - Entraînement musculaire : utilisation de poids, de bandes de résistance ou d'exercices au poids du corps.
    - Exercices d'équilibre et de souplesse : Tai Chi, yoga, Pilates.

- Entraînement spécifique à une tâche : pratiquer des mouvements difficiles, comme se lever d'une chaise ou se retourner.
- Programmes spécifiques à la maladie de Parkinson : tels que LSVT BIG® (axé sur les mouvements de grande amplitude) ou Rock Steady Boxing.
  Il est important de consulter votre médecin ou un kinésithérapeute pour élaborer un programme d'exercices sûr et adapté à vos besoins et capacités.

- Interventions thérapeutiques :
  - Kinésithérapie (Kinésithérapie) : Un kinésithérapeute spécialisé en troubles neurologiques peut évaluer vos difficultés motrices spécifiques et concevoir un programme personnalisé pour améliorer votre démarche, votre équilibre, votre posture, votre souplesse et votre force. Il peut également vous enseigner des stratégies pour gérer le blocage de la marche et prévenir les chutes.
  - Ergothérapie : Un ergothérapeute peut vous aider à adapter vos routines et votre environnement quotidiens afin de faciliter vos tâches et de maintenir votre autonomie dans les activités de la vie quotidienne (AVQ), comme s'habiller, manger, se laver et écrire. Il peut vous recommander des appareils fonctionnels et des stratégies pour économiser votre énergie.

- Orthophonie (orthophoniste) : De nombreuses personnes atteintes de la maladie de Parkinson développent des troubles de la parole (hypophonie, voix monotone, articulation floue) et des difficultés de déglutition (dysphagie). Un orthophoniste peut proposer des exercices vocaux (comme LSVT LOUD®, qui vise à parler fort) et des techniques pour améliorer la clarté de la parole et la sécurité de la déglutition.
- Régime alimentaire et nutrition :
Bien qu'il n'existe pas de « régime Parkinson » spécifique qui guérisse la maladie, une alimentation saine et équilibrée est importante pour le bien-être général et peut aider à gérer certains symptômes :
  - Gestion de la constipation : une alimentation riche en fibres (fruits, légumes, céréales complètes) et un apport hydrique adéquat sont essentiels.
  - Absorption du médicament : Le moment de la prise de protéines par rapport aux doses de lévodopa peut parfois affecter l'absorption du médicament. Votre médecin ou un diététicien peut vous conseiller à ce sujet.
  - Santé osseuse : Il est important de garantir un apport adéquat en calcium et en vitamine D, car les problèmes d'équilibre peuvent augmenter le risque de chute.
  - Antioxydants : Certaines recherches suggèrent que les régimes riches en antioxydants (présents dans les fruits et légumes colorés) peuvent être

bénéfiques, bien que des recherches supplémentaires soient nécessaires.
- Bien-être mental et émotionnel :
  il est essentiel de s'attaquer à l'impact psychologique de la maladie de Parkinson :
    - Conseil et psychothérapie : peuvent aider à gérer la dépression, l'anxiété et l'adaptation à la vie avec une maladie chronique.
    - Groupes de soutien : Entrer en contact avec d'autres personnes atteintes de la maladie de Parkinson peut apporter un soutien émotionnel, des conseils pratiques et un sentiment de communauté.
    - Techniques de pleine conscience et de gestion du stress : des pratiques comme la méditation ou la respiration profonde peuvent aider à réduire le stress et à améliorer la capacité d'adaptation.
- Engagement social et loisirs :
  rester socialement actif et s'engager dans des loisirs agréables peut combattre l'isolement, améliorer l'humeur et donner un sentiment d'utilité.

En substance, si les médicaments jouent un rôle essentiel, vous n'êtes pas un bénéficiaire passif du traitement. En pratiquant activement de l'exercice, en suivant une thérapie, en adoptant un mode de vie sain et en recherchant un soutien émotionnel, vous pouvez influencer considérablement votre parcours avec la maladie de Parkinson et vous donner les moyens de vivre pleinement et activement.

Mythe n° 8 : Si vous souffrez de la maladie de Parkinson, vous développerez inévitablement et rapidement une démence grave.

Mythe : L'un des aspects les plus redoutés de la maladie de Parkinson par de nombreuses personnes et leurs familles est le risque de déclin cognitif et de démence. On pense souvent, à tort, que toutes les personnes atteintes de la maladie de Parkinson développeront une démence sévère et que ce déclin surviendra rapidement après le diagnostic.

La réalité (fait) : Bien que les troubles cognitifs soient fréquents dans la maladie de Parkinson et que le risque de développer une démence augmente, surtout aux stades avancés, la maladie n'est pas inévitable pour tous et n'apparaît généralement pas rapidement après le diagnostic pour la plupart des personnes. La progression et la gravité des troubles cognitifs varient considérablement d'une personne à l'autre. De nombreuses personnes atteintes de la maladie de Parkinson vivent de nombreuses années avec des fonctions cognitives normales ou légèrement altérées.

Comprendre la vérité :

La fonction cognitive dans la maladie de Parkinson existe sur un spectre, et il est important de comprendre les différents niveaux de déficience qui peuvent survenir.

- Cognition normale : De nombreuses personnes, en particulier celles diagnostiquées à un plus jeune âge ou aux premiers stades de la maladie, conservent des capacités cognitives normales pendant longtemps.
- Trouble cognitif léger (TCL) : Plus fréquent que la démence, il se manifeste par des modifications notables

des capacités cognitives, plus prononcées que les changements normaux liés à l'âge, mais sans gravité suffisante pour compromettre significativement l'autonomie au quotidien. Les domaines fréquemment touchés sont :
- Fonctions exécutives : Difficultés de planification, de résolution de problèmes, de multitâche et d'organisation des pensées.
- Attention et concentration : Difficulté à se concentrer ou à maintenir son attention.
- Compétences visuospatiales : Difficultés à évaluer les distances, à naviguer ou à percevoir visuellement.
- Mémoire : Il est souvent plus difficile de récupérer des informations que de les stocker. Des difficultés à trouver les mots peuvent également survenir.

  Les personnes atteintes de MCI n'évoluent pas toutes vers la démence. Chez certains, les fonctions cognitives peuvent rester stables au niveau du MCI pendant de nombreuses années.

- Démence liée à la maladie de Parkinson (DMP) : La démence est diagnostiquée lorsque le déclin cognitif devient suffisamment grave pour perturber significativement le fonctionnement quotidien et l'autonomie. Selon les critères diagnostiques, pour qu'une démence soit classée comme DMP, les symptômes moteurs de la maladie de Parkinson doivent être présents depuis au moins un an *avant* l'apparition des symptômes de démence. (Si les symptômes de

démence apparaissent avant ou en même temps que les symptômes moteurs, un diagnostic de démence à corps de Lewy (DCL) est généralement envisagé, une affection apparentée mais distincte.)
- o Prévalence : Les estimations varient, mais on estime que jusqu'à 70 à 80 % des personnes atteintes de la maladie de Parkinson pourraient développer une démence si elles vivent suffisamment longtemps avec la maladie (par exemple, 15 à 20 ans ou plus après le diagnostic). Cependant, cela signifie qu'une part importante de la population ne développe pas de démence, ou ne la développe que très tard dans la vie.
- o Facteurs de risque du PDD : Plusieurs facteurs peuvent augmenter le risque de développer un PDD, notamment :
    - Âge avancé au début de la maladie de Parkinson.
    - Symptômes moteurs plus graves (en particulier rigidité et problèmes de marche – le sous-type PIGD).
    - Présence d'hallucinations visuelles.
    - Présence de trouble du comportement en sommeil paradoxal (TCSP).
    - Conditions médicales coexistantes.
    - Niveau d'éducation inférieur.
- o Symptômes du PDD : En plus des domaines cognitifs affectés par le MCI, le PDD peut impliquer une perte de mémoire plus prononcée, une altération du jugement, des changements de

personnalité et une aggravation des symptômes psychotiques comme les hallucinations et les délires.
- Vitesse de progression :
La progression du déclin cognitif dans la maladie de Parkinson est généralement progressive, et non rapide. Si une personne atteinte de la maladie de Parkinson présente un déclin cognitif soudain et important, il est important de rechercher d'autres causes potentielles, telles que :
    - Infections (par exemple, infection des voies urinaires).
    - Effets secondaires des médicaments.
    - Déséquilibres métaboliques.
    - Autres problèmes médicaux (par exemple, accident vasculaire cérébral, problèmes de thyroïde).
    - Aggravation de la dépression ou de l'anxiété.
- Que faire ?
Bien qu'il n'existe pas de remède contre le trouble dépressif persistant (TED), il existe des stratégies pour gérer les symptômes cognitifs et soutenir les personnes atteintes :
    - Médicaments : Certains médicaments utilisés dans la maladie d'Alzheimer (inhibiteurs de la cholinestérase comme la rivastigmine et le donépézil) peuvent apporter un léger bénéfice sur les symptômes cognitifs du trouble de personnalité dépressive. La pimavansérine peut

aider à gérer la psychose sans aggraver les symptômes moteurs.
- Stimulation et réadaptation cognitives : la participation à des activités de stimulation mentale, à des exercices de mémoire et à des programmes de réadaptation cognitive peut être utile.
- Gestion des autres symptômes : Traiter efficacement la dépression, l'anxiété et les troubles du sommeil peut avoir un impact positif sur la fonction cognitive.
- Facteurs liés au mode de vie : on pense également que l'exercice physique régulier, une alimentation saine et l'engagement social favorisent la santé du cerveau.
- Soutien aux aidants : Prendre soin d'une personne atteinte de TDP peut être très difficile, et les aidants ont besoin de soutien, d'éducation et de ressources.

Il est essentiel d'aborder ouvertement tout problème cognitif avec votre neurologue. Un dépistage cognitif régulier permet de détecter précocement les changements, permettant ainsi des interventions et une planification rapides. Bien que le risque de démence existe, il n'est pas certain, et une prise en charge proactive peut faire toute la différence.

Mythe n° 9 : La maladie de Parkinson est une condamnation à mort / réduit considérablement l'espérance de vie.

Le mythe : Recevoir un diagnostic de maladie de Parkinson peut être bouleversant, et une crainte courante est qu'il s'agisse d'une condamnation à mort immédiate ou que cela réduise considérablement l'espérance de vie.

La réalité (fait) : Bien que la maladie de Parkinson soit une maladie neurologique évolutive incurable à l'heure actuelle, elle n'est généralement pas considérée comme une cause directe de décès et ne réduit généralement pas considérablement l'espérance de vie de la plupart des personnes, surtout par rapport à il y a quelques décennies. De nombreuses personnes atteintes de la maladie de Parkinson vivent de nombreuses années, atteignant souvent une espérance de vie quasi normale, même si leur qualité de vie peut être affectée par les symptômes et les complications.

Comprendre la vérité :
- La maladie de Parkinson en elle-même n'est pas mortelle : le processus pathologique lui-même – la perte des neurones dopaminergiques – n'est pas la cause directe du décès. Au contraire, les complications liées aux symptômes de la maladie de Parkinson à un stade avancé peuvent augmenter le risque de mortalité.
    - Complications courantes : Les complications les plus graves comprennent :
        - Chutes : En raison de l'instabilité posturale et des problèmes de marche, elles peuvent entraîner des fractures (comme des fractures de la hanche) et d'autres blessures pouvant entraîner une hospitalisation et une détérioration de la santé.

- Pneumonie : Souvent, la pneumonie par aspiration survient lorsque des difficultés de déglutition (dysphagie) entraînent la pénétration d'aliments, de liquides ou de salive dans les poumons, provoquant une infection. C'est une cause fréquente de décès à un stade avancé de la maladie de Parkinson.
- Infections : sensibilité accrue aux infections telles que les infections des voies urinaires ou la septicémie, en particulier si la mobilité est gravement altérée.
- Complications de l'immobilité : telles que des caillots sanguins (thrombose veineuse profonde, embolie pulmonaire) ou des escarres si une personne est alitée.

- Amélioration de l'espérance de vie :

Il est essentiel de comprendre que les perspectives des personnes atteintes de la maladie de Parkinson se sont considérablement améliorées au cours des dernières décennies.

- Perspective historique : Comme mentionné au chapitre 1, dans les années 1960, avant l'utilisation généralisée de la lévodopa, l'espérance de vie après le diagnostic était considérablement plus courte.
- Impact de la lévodopa et des traitements modernes : L'avènement de la lévodopa et d'autres médicaments, ainsi qu'une meilleure prise en charge des symptômes et des

complications, ont radicalement changé la donne. Aujourd'hui, l'espérance de vie des personnes atteintes de la maladie de Parkinson est beaucoup plus proche de celle de la population générale, même si elle peut être légèrement réduite, notamment chez les personnes diagnostiquées à un âge avancé ou atteintes de formes évoluant plus rapidement. Certaines études suggèrent une réduction de quelques années en moyenne, mais cette réduction est très variable.

- Facteurs influençant le pronostic :
Plusieurs facteurs peuvent influencer les perspectives à long terme et l'espérance de vie d'une personne atteinte de la maladie de Parkinson :
    - Âge d'apparition : L'apparition plus précoce (YOPD) est souvent associée à une progression plus lente des symptômes moteurs, bien que d'autres défis puissent survenir sur une durée de maladie plus longue.
    - Sous-type de symptôme : Comme mentionné précédemment, certaines recherches suggèrent que les personnes atteintes de la maladie de Parkinson à tremblements dominants peuvent avoir une évolution un peu plus bénigne que celles atteintes du sous-type PIGD (trouble d'instabilité posturale et de la marche), qui peuvent connaître un déclin plus rapide et des problèmes cognitifs plus précoces.
    - Gravité des symptômes et taux de progression : ils varient considérablement.

- Présence de comorbidités : D'autres problèmes de santé coexistants (comme les maladies cardiaques, le diabète) peuvent avoir un impact sur la santé globale et la longévité.
- Accès à des soins de qualité : Un accès régulier aux soins neurologiques, à la physiothérapie et à d'autres services de soutien fait une différence significative.
- Facteurs liés au mode de vie : une gestion proactive, comprenant des exercices réguliers, une alimentation saine et un engagement social, peut influencer positivement la qualité de vie et potentiellement la santé globale.
- Développement de complications : La gestion et la prévention des complications telles que les chutes et la pneumonie sont essentielles.

- Priorité à la qualité de vie :
Si les discussions sur l'espérance de vie sont compréhensibles, l'objectif principal de la prise en charge de la maladie de Parkinson est d'optimiser la qualité de vie le plus longtemps possible. Cela implique une gestion efficace des symptômes moteurs et non moteurs, la promotion de l'autonomie, le soutien du bien-être émotionnel et l'autonomisation des personnes pour une vie active.

Il est naturel d'être inquiet pour l'avenir après un diagnostic de maladie de Parkinson. Cependant, il est important de se baser sur les connaissances médicales actuelles, qui montrent que, bien que la maladie de Parkinson soit une maladie grave et évolutive, elle n'est pas la condamnation à mort immédiate que certains pourraient craindre. Il est toujours recommandé de communiquer ouvertement avec votre équipe soignante au sujet de votre situation et de votre pronostic.

Mythe n° 10 : Le tremblement est le seul symptôme ou le plus invalidant de la maladie de Parkinson.

Le mythe : Parce que le tremblement est souvent le symptôme le plus visible et le plus largement reconnu de la maladie de Parkinson, de nombreuses personnes supposent qu'il s'agit également de l'aspect le plus invalidant de la maladie, voire du seul symptôme qui a un véritable impact sur la vie quotidienne.

La réalité (fait) : Si les tremblements peuvent certes être gênants et socialement gênants pour certains, ils ne constituent souvent pas le symptôme le plus invalidant de la maladie de Parkinson pour de nombreuses personnes. De nombreux autres symptômes moteurs (comme la rigidité, la lenteur, le blocage de la marche et les troubles de l'équilibre), et en particulier la vaste gamme de symptômes non moteurs (tels que la fatigue, la dépression, la douleur, les troubles cognitifs et le dysfonctionnement autonome), peuvent avoir un impact bien plus important sur la capacité fonctionnelle et la qualité de vie globale d'une personne.

Comprendre la vérité :

Ce mythe est étroitement lié au mythe n°2 (selon lequel la maladie de Parkinson n'affecte que le mouvement), mais se concentre spécifiquement sur l' *impact* et *le handicap* causés par différents symptômes.

- L'impact des symptômes « invisibles » :

- Bradykinésie (lenteur) et rigidité (raideur) : Ces symptômes peuvent rendre presque toutes les tâches quotidiennes – s'habiller, manger, écrire, marcher, se retourner au lit – laborieuses, chronophages et épuisantes. L'effort requis pour se déplacer peut être immense, entraînant une fatigue importante.
- Instabilité posturale et troubles de la marche : Les difficultés d'équilibre et de marche, y compris le blocage de la marche (sensation de pieds collés au sol), peuvent entraîner des chutes, des blessures, une perte d'autonomie et une peur de bouger. Cela peut être profondément invalidant.
- Fatigue : Il s'agit d'un symptôme très courant et souvent accablant de la maladie de Parkinson. Il ne s'agit pas d'une fatigue normale, mais d'une profonde sensation d'épuisement qui n'est pas toujours soulagée par le repos et qui peut limiter considérablement l'activité.
- Dépression et anxiété : Ces troubles de l'humeur sont répandus et peuvent être plus invalidants que certains symptômes moteurs, affectant la motivation, la joie de vivre, l'interaction sociale et le bien-être général.
- Changements cognitifs : Les difficultés d'attention, de planification, de mémoire et de fonction exécutive (même avant la démence) peuvent avoir un impact sur le travail, la gestion du ménage et les interactions sociales.

- Douleur : La douleur chronique est fréquente et peut être due à une rigidité musculaire, à une dystonie ou être neuropathique. Une douleur persistante peut être très invalidante.
- Troubles du sommeil : un mauvais sommeil dû au trouble du sommeil paradoxal, à l'insomnie ou au syndrome des jambes sans repos entraîne une fatigue diurne et peut aggraver d'autres symptômes, notamment l'humeur et la cognition.
- Symptômes autonomes : une constipation sévère, une urgence/incontinence urinaire ou une hypotension orthostatique importante peuvent être très perturbatrices et pénibles.

- L'impact du tremblement est variable :
bien qu'un tremblement important puisse perturber les tâches de motricité fine (comme écrire ou utiliser des ustensiles) et causer un inconfort social ou une gêne, de nombreuses personnes atteintes de tremblements trouvent des moyens de s'adapter. Pour certains, le tremblement est davantage une gêne qu'une source principale d'invalidité, surtout si les autres symptômes moteurs et non moteurs sont bien pris en charge. En fait, comme mentionné précédemment, certaines personnes atteintes de la maladie de Parkinson à tremblements dominants peuvent connaître une progression globale plus lente d'autres symptômes plus invalidants.

- Point de vue des patients :
Si vous demandez à de nombreuses personnes atteintes de la maladie de Parkinson quels sont leurs symptômes les plus difficiles, elles citeront souvent des problèmes

non moteurs comme la fatigue, la douleur, la dépression ou la « lenteur » cognitive, ou des problèmes moteurs comme le blocage de la marche ou des problèmes d'équilibre, plutôt que de se concentrer uniquement sur les tremblements.
- La prise en charge holistique est essentielle :
cela souligne l'importance d'une approche globale de la prise en charge de la maladie de Parkinson. Le traitement ne doit pas se limiter à la suppression des tremblements. Il doit prendre en compte l'ensemble des symptômes moteurs et non moteurs qui contribuent au handicap et impactent la qualité de vie. Cela comprend l'adaptation des médicaments, la physiothérapie, l'ergothérapie et l'orthophonie, l'exercice physique, le soutien psychologique et des stratégies de prise en charge de troubles non moteurs spécifiques.

Il est essentiel que la famille, les amis et même les professionnels de santé regardent au-delà du tremblement et comprennent les conséquences plus vastes, souvent invisibles, que la maladie de Parkinson peut engendrer. Reconnaître le handicap potentiel causé par l'ensemble des symptômes permet un soutien plus empathique et une planification thérapeutique plus efficace et globale.

Mythe n° 11 : Si les médicaments contre la maladie de Parkinson cessent de fonctionner correctement ou provoquent trop d'effets secondaires, il n'existe pas d'autres options de traitement efficaces.

Le mythe : Les gens croient parfois que si les médicaments initiaux contre la maladie de Parkinson, en particulier la lévodopa, commencent à perdre leur efficacité constante ou si leurs effets secondaires deviennent trop problématiques, ils ont alors atteint la fin du traitement, sans aucune autre option significative disponible pour aider à gérer leurs symptômes.

La réalité (fait) : S'il est vrai que la prise en charge de la maladie de Parkinson peut devenir plus complexe avec le temps et que la réponse aux médicaments initiaux peut changer, de nombreuses autres stratégies thérapeutiques et thérapies avancées sont disponibles lorsque les schémas thérapeutiques initiaux ne permettent plus un contrôle adéquat des symptômes ou entraînent des effets secondaires intolérables. Le paysage thérapeutique de la maladie de Parkinson est en constante évolution.

Comprendre la vérité :

Il est fréquent que l'efficacité de la lévodopa devienne moins prévisible au fil des ans, ce qui entraîne des fluctuations motrices (« périodes d'affaiblissement » ou « on-off ») et des dyskinésies. Cependant, cela ne signifie pas que les options thérapeutiques sont épuisées. Les spécialistes des troubles du mouvement disposent de diverses approches pour répondre à ces défis :

- Optimisation des schémas thérapeutiques existants : Avant d'envisager des traitements plus avancés, les neurologues s'efforceront d'abord d'optimiser le schéma thérapeutique actuel. Cela peut impliquer :
  - Ajustement de la dose de lévodopa : modification de la quantité, de la fréquence ou du moment de la dose de lévodopa.

- Modification des formulations de lévodopa : passage d'une formulation à libération immédiate, à libération contrôlée ou à libération prolongée de lévodopa/carbidopa.
- Ajout de médicaments d'appoint : introduction d'autres classes de médicaments contre la maladie de Parkinson, agissant en complément de la lévodopa. Ces médicaments peuvent inclure :
  - Agonistes de la dopamine : (par exemple, pramipexole, ropinirole, patch de rotigotine) peuvent aider à atténuer les fluctuations motrices et à réduire le temps « d'arrêt ».
  - Inhibiteurs de la MAO-B : (par exemple, sélégiline, rasagiline, safinamide) peuvent prolonger l'action de la dopamine et de la lévodopa.
  - Inhibiteurs de la COMT : (par exemple, l'entacapone, l'opicapone) sont pris avec la lévodopa pour prolonger sa durée d'action.
  - Amantadine : Peut aider à réduire les dyskinésies.
  - Istradefylline : une option non dopaminergique pour aider à réduire les temps « off ».
- Systèmes avancés d'administration de médicaments :
  - Injection/pompe d'apomorphine : L'apomorphine est un puissant agoniste dopaminergique qui peut être injecté comme médicament de « sauvetage » pour soulager rapidement les périodes d'arrêt.

Pour une gestion plus continue, elle peut également être administrée via une petite pompe portable assurant une perfusion sous-cutanée régulière.
- Gel intestinal de lévodopa-carbidopa (LCIG) : Chez les personnes présentant des fluctuations motrices sévères insuffisamment contrôlées par des médicaments oraux, le LCIG (par exemple, Duopa™) peut être administré en continu par pompe directement dans l'intestin grêle par une sonde insérée chirurgicalement. Cela permet d'obtenir des taux de lévodopa plus stables et de réduire significativement les périodes d'arrêt et les dyskinésies.

- Thérapies chirurgicales (neuromodulation) :
Lorsque les médicaments ne sont plus suffisants ou provoquent des effets secondaires invalidants, des options chirurgicales peuvent être envisagées pour les candidats appropriés :
  - Stimulation cérébrale profonde (SCP) : Comme expliqué au chapitre 1 et au mythe n° 5, la SCP consiste à implanter des électrodes dans des cibles cérébrales spécifiques qui contrôlent le mouvement. Ces électrodes délivrent des impulsions électriques qui aident à réguler l'activité cérébrale anormale. La SCP peut être très efficace pour réduire les tremblements, la rigidité, la lenteur, les temps morts et les dyskinésies. Elle ne guérit pas la maladie de Parkinson et n'en arrête pas la progression, mais

elle peut améliorer significativement les symptômes moteurs et la qualité de vie pendant de nombreuses années.
  - Ultrasons focalisés (Ultrasons focalisés de haute intensité – HIFU) : il s'agit d'une procédure moins invasive qui utilise des ondes sonores focalisées guidées par IRM pour créer une petite lésion dans une cible cérébrale spécifique (souvent les mêmes cibles que celles utilisées en SCP pour le tremblement). Elle est principalement utilisée pour traiter les tremblements unilatérales réfractaires aux médicaments. Elle ne nécessite ni incisions ni implants.
- Gestion des symptômes non moteurs :
Il est également essentiel de rappeler que de nombreux symptômes non moteurs bénéficient de traitements spécifiques qui ne reposent pas uniquement sur les médicaments à base de dopamine. Par exemple :
  - Antidépresseurs pour la dépression et l'anxiété.
  - Médicaments contre la psychose (par exemple, pimavansérine, quétiapine).
  - Traitements contre la constipation, les problèmes urinaires, l'hypotension orthostatique et les troubles du sommeil.
- Recherche en cours et thérapies émergentes :
La recherche sur la maladie de Parkinson est très active. Les scientifiques travaillent constamment au développement de nouveaux médicaments, notamment ceux visant à ralentir ou à stopper la progression de la maladie (traitements modificateurs de la maladie), ainsi

qu'à l'amélioration des traitements symptomatiques. Les thérapies géniques et d'autres approches innovantes sont également à l'étude. La participation à des essais cliniques permet parfois d'accéder à ces traitements émergents.

Le message clé est que, même si la maladie de Parkinson progresse et que les traitements initiaux deviennent plus difficiles à gérer, d'autres options sont généralement envisageables. Une collaboration continue avec votre neurologue et votre équipe soignante est nécessaire pour adapter le plan de traitement à l'évolution de vos besoins. Ne perdez pas espoir si une approche ne fonctionne plus aussi bien qu'avant ; il existe souvent d'autres pistes.

CHAPITRE 3
Au-delà de la pharmacie : explorer les approches naturelles et complémentaires pour la maladie de Parkinson

Bienvenue au chapitre 3. Dans les chapitres précédents, nous avons posé les bases de la compréhension de la maladie de Parkinson, depuis ses principaux symptômes et ses modifications cérébrales sous-jacentes (chapitre 1) jusqu'à la démystification des idées reçues (chapitre 2). Nous nous intéressons maintenant à un domaine que de nombreuses personnes atteintes de la maladie de Parkinson et leurs familles souhaitent explorer : les approches naturelles et complémentaires pour gérer la maladie et améliorer le bien-être général.

Il est naturel pour l'être humain de rechercher par tous les moyens possibles sa santé et son bien-être, surtout face à une maladie chronique comme la maladie de Parkinson. Vous vous demandez peut-être s'il existe des solutions autres que les médicaments sur ordonnance qui peuvent vous aider à vous sentir mieux, à gérer vos symptômes ou à améliorer votre qualité de vie. Ce chapitre est consacré à l'exploration de ces possibilités.

Une note importante avant de commencer :

Il est absolument crucial de comprendre que les approches naturelles et complémentaires présentées dans ce chapitre sont généralement considérées comme un complément et une complémentarité aux traitements médicaux conventionnels, et non comme un remplacement. La maladie de Parkinson est une maladie neurologique complexe, et les médicaments prescrits par votre neurologue s'appuient sur des recherches scientifiques approfondies et sont conçus pour traiter le déficit en dopamine sous-jacent et gérer les symptômes moteurs.

Discutez toujours de toute thérapie naturelle, de tout complément alimentaire ou de tout changement important de régime alimentaire ou d'exercice physique avec votre neurologue ou votre médecin traitant avant de les essayer. Certaines approches peuvent interagir avec vos médicaments prescrits ou ne pas convenir à votre état de santé particulier. Votre équipe soignante est votre meilleur partenaire pour s'assurer que les stratégies complémentaires que vous envisagez sont sûres et adaptées à votre situation.

Notre objectif ici n'est pas de promouvoir des remèdes non éprouvés, mais de vous fournir un aperçu équilibré et fondé sur des données probantes de diverses stratégies que certaines personnes trouvent utiles pour accompagner leur parcours avec la maladie de Parkinson. Nous explorerons en profondeur l'exercice physique, aborderons les thérapies psychocorporelles et examinerons d'autres facteurs liés au mode de vie, en analysant les connaissances actuelles sur leurs bénéfices et leurs limites potentiels.

Explorons comment vous pourriez intégrer de manière réfléchie certaines de ces approches dans votre plan de soins complet, toujours en partenariat avec votre équipe médicale.

Un bref mot sur l'alimentation et la nutrition
Bien que nous approfondirons les spécificités du régime alimentaire et de la nutrition de manière beaucoup plus détaillée dans un chapitre ultérieur (Chapitre 4 : Alimenter votre combat : un guide pratique de la nutrition), il est important de reconnaître ici que ce que vous mangez joue un rôle fondamental dans votre santé globale et peut influencer la façon dont vous vous sentez lorsque vous vivez avec la maladie de Parkinson.

Les principes généraux d'une alimentation saine pour le cerveau, comme privilégier les aliments complets et non transformés, consommer une variété de fruits et légumes colorés et riches en antioxydants, privilégier les céréales complètes pour leur apport en fibres, intégrer des bonnes graisses et assurer une hydratation adéquate, sont bénéfiques pour tous, y compris les personnes atteintes de la maladie de Parkinson. Ces choix alimentaires peuvent contribuer au maintien d'un bon niveau d'énergie, à la santé digestive (qui peut être difficile chez les personnes atteintes de la maladie de Parkinson) et au bien-être général.

Des considérations spécifiques à la maladie de Parkinson, telles que la gestion de la constipation par l'apport de fibres et de liquides, et la compréhension de l'interaction potentielle entre les protéines alimentaires et l'absorption de la lévodopa, sont également importantes. Cependant, compte tenu de la profondeur nécessaire pour aborder ces sujets de manière adéquate, nous réserverons cette discussion approfondie au chapitre 4. Pour l'instant, n'oubliez pas qu'une alimentation équilibrée est essentielle à vos traitements médicaux et autres thérapies complémentaires. Discutez toujours de tout changement ou préoccupation alimentaire important avec votre médecin ou un diététicien agréé.

Le mouvement comme médicament : le rôle essentiel de l'exercice dans la prise en charge de la maladie de Parkinson

S'il existe une approche complémentaire qui a suscité un soutien scientifique et un enthousiasme considérables au sein de la communauté Parkinsonienne, c'est bien l'exercice physique. Loin d'être un simple moyen de rester en forme, l'activité physique régulière est désormais reconnue comme un élément essentiel de la prise en charge de la maladie de Parkinson, avec des bienfaits qui s'étendent aux symptômes moteurs, aux symptômes non moteurs, et potentiellement même au processus pathologique sous-jacent. Considérez l'exercice physique non pas comme un complément facultatif, mais comme un remède essentiel pour bien vivre avec la maladie de Parkinson.

Pourquoi l'exercice est-il si important pour les personnes atteintes de la maladie de Parkinson ?

Les bienfaits de l'exercice pour les personnes atteintes de la maladie de Parkinson sont multiples et de mieux en mieux documentés :

1. Amélioration de la motricité : C'est souvent le bénéfice le plus notable. L'exercice peut contribuer à :

- Équilibre et posture : Les activités qui mettent à l'épreuve l'équilibre peuvent réduire le risque de chutes.
- Démarche : Améliorer la vitesse de marche, la longueur de la foulée et réduire le blocage de la démarche.
- Flexibilité et amplitude de mouvement : contrer la raideur (rigidité) courante dans la maladie de Parkinson.
- Force : Maintenir la masse musculaire et la force, qui peuvent diminuer avec l'inactivité.
- Coordination et agilité : Améliorer la capacité à effectuer des mouvements fluides et contrôlés.

2. Gestion des symptômes non moteurs : l'exercice n'est pas seulement pour vos muscles ; il profite à tout votre système :
   - Amélioration de l'humeur : L'activité physique régulière est un puissant antidépresseur et anxiolytique naturel (anti-anxiété). Elle peut améliorer l'humeur, réduire le stress et améliorer le bien-être émotionnel général.
   - Amélioration du sommeil : l'exercice peut aider à réguler les habitudes de sommeil et à améliorer la qualité du sommeil.
   - Fatigue réduite : Bien que cela puisse sembler contre-intuitif, l'exercice régulier peut en réalité combattre la fatigue profonde souvent ressentie dans la maladie de Parkinson en améliorant les niveaux d'énergie et l'endurance.

- Bienfaits cognitifs : De plus en plus de données suggèrent que l'exercice physique peut favoriser la santé cérébrale et améliorer les fonctions cognitives comme l'attention, la mémoire et les fonctions exécutives. Il pourrait même contribuer à développer les réserves cognitives.
- Soulagement de la constipation : l'activité physique aide à stimuler les selles.

3. **Effets neuroprotecteurs potentiels (ralentissement de la progression de la maladie ?)** : Il s'agit d'un domaine de recherche passionnant et dynamique. Bien que l'exercice physique ne puisse guérir la maladie de Parkinson ni inverser les lésions existantes, certaines études sur des modèles animaux et, de plus en plus, sur des humains, suggèrent que certains types d'exercices intenses pourraient avoir des propriétés neuroprotectrices. Cela signifie qu'ils pourraient potentiellement contribuer à protéger les neurones dopaminergiques restants d'une dégénérescence supplémentaire ou favoriser des mécanismes cérébraux compensant la perte de dopamine (neuroplasticité – capacité du cerveau à se réorganiser).
    - Référence : Des organisations comme la Fondation Parkinson et la Fondation Michael J. Fox soulignent les recherches sur le potentiel de l'exercice physique à ralentir la progression de la maladie. Les études pointent souvent du doigt l'augmentation des taux de facteur neurotrophique dérivé du cerveau (BDNF), une protéine qui favorise la survie des neurones existants et favorise la croissance de nouveaux neurones et

synapses, comme un mécanisme possible. Les essais cliniques continuent d'étudier les types, l'intensité et la durée optimaux d'exercice physique pour ces effets modificateurs potentiels de la maladie.

Quels types d'exercices sont les meilleurs ?
En bref : le meilleur exercice est celui que vous pratiquez régulièrement et avec plaisir ! Il n'existe pas d'exercice miracle. Un programme complet intégrant différents types d'activités est généralement recommandé. Voici quelques catégories très appréciées :

- Exercice aérobique (aptitude cardiovasculaire) : activités qui augmentent votre rythme cardiaque et vous font respirer plus fort.
    - Exemples : marche rapide (en plein air ou sur un tapis roulant), vélo (stationnaire ou régulier), natation, aquagym, danse (par exemple, Zumba, tango), cours d'aérobic.
    - Bienfaits : Améliore la santé cardiovasculaire, l'endurance, l'humeur et le sommeil, et peut avoir des effets neuroprotecteurs. Il peut également aider à gérer le poids et à réduire le risque d'autres maladies chroniques comme les maladies cardiaques et le diabète.
    - Recommandation : Visez au moins 150 minutes d'exercice aérobique d'intensité modérée par semaine, conformément aux recommandations générales de santé (par exemple, l'American Heart Association, l'Organisation mondiale de la

Santé). Cette activité peut être fractionnée en séances plus courtes (par exemple, 30 minutes, 5 jours par semaine, ou même 10 à 15 minutes par jour). Pour la maladie de Parkinson, certaines recherches suggèrent qu'un exercice d'intensité plus élevée, lorsqu'il est sûr et tolérable, pourrait offrir de plus grands bénéfices.

- Entraînement de force (exercice de résistance) : activités qui font travailler vos muscles contre une résistance, ce qui entraîne une augmentation de la force et de l'endurance musculaires.
    - Exemples : Soulever des poids (haltères, barres, appareils de musculation), utiliser des bandes de résistance, exercices au poids du corps (squats, fentes, pompes, planches).
    - Avantages : Développe et maintient la masse musculaire (qui peut diminuer avec l'âge et l'inactivité), améliore la densité osseuse (réduisant le risque d'ostéoporose), aide à la posture, améliore la stabilité et facilite l'exécution des tâches quotidiennes nécessitant de la force.
    - Recommandation : Privilégiez des exercices de renforcement musculaire pour tous les principaux groupes musculaires au moins deux jours par semaine, avec un jour de repos entre les deux pour la récupération musculaire. Commencez avec des poids ou une résistance plus légers et augmentez progressivement à mesure que vous gagnez en force. Une bonne posture est essentielle pour prévenir les blessures.

- Exercices de flexibilité et d'étirement :
  activités qui aident à maintenir ou à améliorer votre amplitude de mouvement, à allonger les muscles et à réduire la raideur.
    - Exemples : étirements statiques doux (maintenir une position étirée pendant 15 à 30 secondes), étirements dynamiques (étirements avec mouvement), yoga, Tai Chi.
    - Avantages : Contrecarre la rigidité (un symptôme fondamental de la maladie de Parkinson), améliore la posture, réduit les douleurs et les tensions musculaires, améliore la facilité de mouvement et peut aider à prévenir les blessures.
    - Recommandation : Intégrez des étirements à votre routine quotidienne, par exemple le matin pour vous détendre, ou lors de votre échauffement avant et après d'autres exercices. Privilégiez l'étirement des principaux groupes musculaires, en particulier ceux sujets aux contractures liées à la maladie de Parkinson (pectoraux, hanches, ischio-jambiers).
- Exercices d'équilibre et de coordination :
  Activités spécialement conçues pour mettre au défi et améliorer votre capacité à maintenir l'équilibre et à coordonner les mouvements.
    - Exemples : le Tai Chi (qui bénéficie d'excellentes recherches pour améliorer l'équilibre chez les personnes atteintes de la maladie de Parkinson), le yoga (de nombreuses postures mettent l'équilibre à l'épreuve), des exercices d'équilibre spécifiques

prescrits par un physiothérapeute (par exemple, se tenir debout sur une jambe, marcher du talon aux orteils, position en tandem, transferts de poids), des exercices d'agilité, la danse.
  - Avantages : Réduit considérablement le risque de chutes (une préoccupation majeure dans la maladie de Parkinson), améliore la confiance dans le mouvement, améliore la coordination pour les tâches complexes et peut améliorer la conscience corporelle (proprioception).
  - Recommandation : Intégrez des exercices d'équilibre régulièrement, idéalement quotidiennement si possible, surtout si vous craignez les chutes ou l'instabilité. Commencez dans un environnement sûr, avec un accompagnement si nécessaire.
- Entraînement spécifique aux tâches et basé sur l'amplitude :
  Il s'agit d'approches spécialisées, souvent intensives, fréquemment guidées par des physiothérapeutes ou des ergothérapeutes formés à ces méthodes :
  - LSVT BIG® : Il s'agit d'un programme intensif de physiothérapie et d'ergothérapie, basé sur la recherche et spécifiquement conçu pour la maladie de Parkinson. Il vise à entraîner les personnes à effectuer des mouvements importants. Son principe fondamental est de traiter la bradykinésie (lenteur) et l'hypokinésie (faiblesse des mouvements) en recalibrant la perception de l'effort de mouvement. Il comprend des exercices

à effort élevé et à grande amplitude, ainsi que la pratique de tâches fonctionnelles.
- PWR!Moves® (Parkinson Wellness Recovery) : Un autre programme d'exercices spécifique à la maladie de Parkinson qui intègre des exercices conçus pour cibler les principaux symptômes de rigidité, de bradykinésie, d'incoordination et de troubles de l'automatisme (capacité à effectuer des mouvements sans réfléchir). Il se concentre sur les mouvements fonctionnels essentiels au quotidien.
- Boxe (sans contact) : Des programmes comme Rock Steady Boxing sont devenus très populaires et bénéficient d'un nombre croissant d'études et d'expériences. Ils proposent des exercices de boxe rigoureux et sans contact qui peuvent améliorer l'équilibre, l'agilité, la vitesse, la force, l'endurance et la coordination œil-main. Le cadre collectif offre également un soutien social et une convivialité importants.
- Danse : Il a été démontré que diverses formes de danse, notamment le tango, les danses de salon et même les danses folkloriques, améliorent la démarche, l'équilibre, le contrôle moteur et la qualité de vie. La danse implique rythme, coordination, engagement cognitif (apprentissage des pas) et interaction sociale, ce qui en fait une forme d'exercice holistique et agréable.

Tableau : Types d'exercices et leurs principaux avantages pour la maladie de Parkinson

Catégorie d'exercice	Objectif principal	Principaux avantages pour la maladie de Parkinson	Exemples
Aérobie/Cardio vasculaire	Endurance, santé cardiaque	Améliore l'humeur, le sommeil, la fatigue, la forme cardiovasculaire ; effets neuroprotecteurs potentiels.	Marche rapide, vélo, natation, cours de danse aérobique.
Entraînement musculaire	Force musculaire, densité osseuse	Combat la faiblesse musculaire, améliore la stabilité, la posture, la capacité à effectuer les tâches quotidiennes.	Haltérophilie, bandes de résistance, exercices au poids du corps (squats, fentes).
Flexibilité/Étirements	Amplitude de mouvement, réduction de la raideur	Contrecarre la rigidité, améliore la posture, facilite les mouvements, réduit la douleur.	Yoga, Tai Chi, routines d'étirements quotidiennes.

Équilibre et coordination	Stabilité, prévention des chutes, mouvements fluides	Réduit le risque de chute, améliore la confiance, améliore la coordination pour les tâches complexes.	Tai Chi, yoga, exercices d'équilibre spécifiques, exercices d'agilité, danse.
Basé sur l'amplitude (par exemple, LSVT BIG®)	Mouvements amples et intentionnels	Traite la bradykinésie/hypokinésie, améliore la taille et la vitesse des mouvements, la mobilité fonctionnelle.	Exercices LSVT BIG®.
Multimodal (par exemple, boxe, danse)	Combine des éléments de force, d'équilibre et d'aérobic	Améliore la condition physique générale, la coordination, l'humeur, l'engagement social ; souvent très motivant.	Boxe sans contact (Rock Steady), tango, Zumba.

Démarrer et rester motivé avec l'exercice :

Commencer une nouvelle routine d'exercice peut être difficile, surtout lorsqu'on souffre de symptômes de la maladie de Parkinson. Voici quelques conseils :

1. Parlez-en à votre médecin et à votre physiothérapeute : Avant de commencer un nouveau programme d'exercice, discutez-en avec votre neurologue et envisagez de

consulter un physiothérapeute spécialisé dans la maladie de Parkinson. Il pourra vous aider à choisir des activités sûres et efficaces et à adapter un programme à vos besoins et capacités spécifiques, en tenant compte de vos éventuels autres problèmes de santé.
2. Commencez lentement et augmentez progressivement l'intensité : n'essayez pas d'en faire trop, trop tôt. Commencez par des durées plus courtes et une intensité plus faible, puis augmentez progressivement à mesure que votre condition physique s'améliore. Cela permet d'éviter les blessures et le découragement.
3. Écoutez votre corps : soyez attentif à ce que vous ressentez. Il est normal de ressentir quelques courbatures au début, mais vous ne devriez pas ressentir de douleur aiguë. Reposez-vous lorsque vous en avez besoin. Soyez attentif aux périodes creuses où les symptômes peuvent s'aggraver et adaptez votre activité en conséquence, ou choisissez des activités plus sûres pendant ces périodes.
4. La constance est essentielle : l'exercice régulier est celui qui offre le plus de bénéfices. Privilégiez une activité physique presque tous les jours de la semaine. Des périodes d'activité intense et sporadiques sont moins efficaces qu'un effort modéré et régulier.
5. Trouvez des activités qui vous plaisent : Vous aurez beaucoup plus de chances de vous accrocher à un programme d'exercice si vous le trouvez agréable et stimulant. Explorez différentes options jusqu'à trouver celle qui vous convient. Si vous redoutez votre séance d'entraînement, elle ne sera pas tenable.

6. Faire de l'exercice avec d'autres : Rejoindre un cours d'exercice en groupe, un programme spécifique à la maladie de Parkinson ou faire de l'exercice avec un ami ou un membre de la famille peut apporter motivation, soutien social, responsabilisation et rendre le tout plus amusant.
7. Fixez-vous des objectifs réalistes : décomposez les objectifs ambitieux en étapes plus petites et réalisables. Par exemple, au lieu de viser un marathon, commencez par marcher 10 minutes par jour. Célébrez vos progrès au fil du temps pour maintenir votre motivation.
8. Intégrez le mouvement à votre quotidien : Recherchez des occasions d'être plus actif tout au long de la journée, comme prendre les escaliers plutôt que l'ascenseur, marcher sur de courtes distances plutôt que conduire, vous garer plus loin de votre destination ou faire des étirements doux pendant les publicités télévisées. Chaque petit geste compte.
9. La sécurité avant tout :
    - Assurez-vous que votre environnement d'exercice est sûr et exempt de dangers (comme des tapis ou un mauvais éclairage) pour éviter les chutes.
    - Portez des chaussures appropriées et offrant un bon maintien, ainsi que des vêtements confortables qui permettent une liberté de mouvement complète.
    - Restez bien hydraté en buvant de l'eau avant, pendant et après l'exercice.
    - Si vous avez des problèmes d'équilibre, assurez-vous d'avoir un soutien à proximité (par

exemple, une chaise solide, un mur, un plan de travail ou un soignant). Envisagez l'utilisation d'appareils d'assistance comme une canne ou un déambulateur si cela est recommandé.
- Soyez attentif à votre programme de traitement et à son impact potentiel sur votre capacité à faire de l'exercice. Certaines personnes préfèrent faire de l'exercice pendant leurs périodes de prise, lorsque les médicaments sont plus efficaces.

L'exercice physique est un outil puissant pour gérer activement votre maladie de Parkinson. Il vous permet de prendre en main votre bien-être physique et peut entraîner une amélioration significative de vos symptômes moteurs et non moteurs, améliorant ainsi votre qualité de vie et potentiellement influençant l'évolution de votre maladie.

Exploiter la connexion corps-esprit : thérapies pour le bien-être

Au-delà des médicaments conventionnels et de l'exercice physique, de plus en plus de personnes atteintes de la maladie de Parkinson explorent les thérapies psychocorporelles. Ces pratiques mettent l'accent sur l'interdépendance du corps, de l'esprit et de l'âme, et visent à améliorer le bien-être général en réduisant le stress, en améliorant les symptômes physiques et en favorisant un sentiment accru de calme et de contrôle. Bien qu'elles ne guérissent pas la maladie de Parkinson, elles peuvent constituer un complément précieux à votre prise en charge globale, vous aidant à faire face aux difficultés liées à la maladie.

Que sont les thérapies corps-esprit ?
Les thérapies psychocorporelles englobent un large éventail de pratiques qui impliquent l'utilisation de l'esprit pour influencer le fonctionnement physique et favoriser la santé. Elles intègrent souvent des éléments de mouvement, de méditation, d'exercices de respiration et d'attention focalisée. Dans la maladie de Parkinson, ces thérapies peuvent être particulièrement utiles pour traiter :

- Stress, anxiété et dépression : symptômes non moteurs courants qui peuvent avoir un impact significatif sur la qualité de vie.
- Rigidité et raideur : des mouvements doux peuvent améliorer la flexibilité.
- Équilibre et coordination : De nombreuses pratiques se concentrent sur l'amélioration de la stabilité.
- Troubles du sommeil : les techniques de relaxation peuvent favoriser un meilleur sommeil.
- Gestion de la douleur : certaines thérapies peuvent aider à modifier la perception de la douleur.
- Sentiment général de bien-être et d'adaptation :

Explorons quelques-unes des thérapies corps-esprit qui se sont révélées prometteuses ou qui sont populaires parmi les personnes atteintes de la maladie de Parkinson :
1. Yoga : Pratique ancienne originaire d'Inde, le yoga combine des postures physiques (asanas), des techniques de respiration (pranayama) et de la méditation ou de la relaxation.
    - Avantages potentiels pour la maladie de Parkinson :

- Amélioration de la flexibilité et de l'amplitude des mouvements : des étirements et des postures doux peuvent aider à contrer la raideur et la rigidité musculaires courantes dans la MP.
- Équilibre et posture améliorés : de nombreuses postures de yoga stimulent et améliorent l'équilibre, et l'accent mis sur l'alignement peut aider à résoudre les problèmes de posture.
- Force accrue : maintenir des poses peut développer la force musculaire et l'endurance, en particulier la force du tronc, ce qui est important pour la stabilité.
- Réduction du stress et relaxation : les exercices de respiration et les éléments de méditation peuvent calmer le système nerveux, réduire l'anxiété et améliorer l'humeur.
- Conscience du corps : le yoga encourage une connexion consciente avec votre corps, ce qui peut être utile pour gérer les mouvements.
- Amélioration du sommeil : les bienfaits de la relaxation peuvent s'étendre à une meilleure qualité de sommeil.

○ Considérations : Il est essentiel de choisir un style de yoga et un professeur adaptés à vos capacités et à vos limitations. Le yoga doux, le hatha yoga ou les cours de yoga adapté spécialement conçus

pour les personnes souffrant de troubles du mouvement ou les seniors sont souvent de bons points de départ. Évitez les styles ou postures trop intenses qui pourraient vous faire chuter si vous avez des problèmes d'équilibre importants. Informez toujours le professeur de votre maladie de Parkinson afin qu'il puisse vous proposer des adaptations.
    - Référence : Plusieurs études et revues, telles que celles publiées dans des revues comme *Evidence-Based Complementary and Alternative Medicine*, ont suggéré que le yoga peut être une thérapie d'appoint sûre et bénéfique pour améliorer la fonction motrice, l'équilibre et la qualité de vie des personnes atteintes de la maladie de Parkinson.
2. Tai Chi (Taijiquan) : Art martial traditionnel chinois qui implique des mouvements lents, fluides et doux, associés à une respiration profonde et à la concentration. On le décrit souvent comme une « méditation en mouvement ».
    - Avantages potentiels pour la maladie de Parkinson :
        - Amélioration significative de l'équilibre et réduction des chutes : C'est l'un des bienfaits les mieux documentés du tai-chi pour la maladie de Parkinson. Les transferts de poids lents et contrôlés, ainsi que l'accent mis sur un centre de gravité stable,

corrigent directement les déficits d'équilibre.
- Démarche et mobilité améliorées : peut améliorer la capacité de marche et la coordination.
- Flexibilité et force accrues : Bien que doux, les mouvements sollicitent divers groupes musculaires et améliorent l'amplitude des mouvements.
- Réduction du stress et calme mental : L'aspect méditatif favorise la relaxation et peut réduire l'anxiété.
- Amélioration de la conscience corporelle et de la coordination.
- Considérations : Recherchez des cours spécifiquement adaptés aux personnes atteintes de la maladie de Parkinson ou aux personnes âgées. Les mouvements sont généralement sans danger, mais des modifications peuvent être nécessaires selon la gravité de vos symptômes.
- Référence : De nombreux essais cliniques ont démontré les bienfaits du tai-chi pour l'équilibre et la prévention des chutes dans la maladie de Parkinson. Par exemple, une étude significative publiée dans le *New England Journal of Medicine* (Li et al., 2012) a révélé que la pratique du tai-chi réduisait les troubles de l'équilibre et l'incidence des chutes plus efficacement que la musculation ou les étirements chez les personnes atteintes

d'une forme légère à modérée de la maladie de Parkinson.
3. Méditation et pleine conscience : La méditation implique des pratiques qui stimulent l'attention et la conscience, souvent pour atteindre un état de clarté mentale et de calme émotionnel. La pleine conscience est une forme de méditation qui consiste à être attentif au moment présent sans jugement.
    - Avantages potentiels pour la maladie de Parkinson :
        - Réduction du stress et de l'anxiété : Ce sont des avantages majeurs. Apprendre à calmer son esprit peut améliorer considérablement la gestion du stress quotidien lié à une maladie chronique.
        - Amélioration de l'humeur et de la régulation émotionnelle : peut aider à gérer les symptômes de la dépression et à augmenter le sentiment de bien-être.
        - Gestion de la douleur : les techniques de pleine conscience peuvent aider à changer la relation à la douleur, réduisant potentiellement son intensité et son impact perçus.
        - Amélioration de la concentration et de l'attention : bien qu'il ne s'agisse pas d'un traitement direct du déclin cognitif, la pleine conscience peut améliorer la concentration.

- Un meilleur sommeil : la relaxation grâce à la méditation peut faciliter l'endormissement.
- Meilleure conscience de soi et acceptation : peut aider les individus à accepter leur état et à cultiver une attitude plus positive.
  - Types et considérations : Il existe de nombreuses formes de méditation (par exemple, la méditation de pleine conscience, la méditation de bienveillance, la méditation transcendantale). La réduction du stress basée sur la pleine conscience (MBSR) est un programme bien étudié. Vous pouvez apprendre par le biais de cours, d'applications, de livres ou d'enregistrements guidés. Même de courtes séances quotidiennes (10 à 20 minutes) peuvent être bénéfiques. Développer cette compétence peut demander de la pratique.
4. Musicothérapie : L'utilisation thérapeutique d'interventions musicales pour répondre aux besoins physiques, émotionnels, cognitifs et sociaux des individus.
    - Avantages potentiels pour la maladie de Parkinson :
      - Amélioration de la démarche et des mouvements : La stimulation auditive rythmique (SAR), comme l'écoute d'une musique au rythme soutenu et régulier ou l'utilisation d'un métronome, peut contribuer à améliorer la vitesse de marche,

la longueur des foulées et à réduire le blocage de la marche. Le rythme fournit un signal externe qui peut aider à contourner les mécanismes internes de synchronisation endommagés dans le cerveau.
- Humeur améliorée et anxiété réduite : écouter ou faire de la musique peut être stimulant et réduire le stress.
- Amélioration de la qualité de la parole et de la voix : le chant ou les exercices vocaux en musicothérapie peuvent aider à améliorer le volume de la voix (hypophonie) et l'articulation.
- Stimulation cognitive : Apprendre de nouvelles chansons ou jouer d'un instrument peut être stimulant mentalement.
- Interaction sociale : Les séances de musicothérapie de groupe offrent des opportunités de connexion.
- Considérations : Cela peut être fait avec un musicothérapeute qualifié ou par le biais d'activités autodirigées comme écouter de la musique rythmée tout en marchant, en chantant ou en jouant d'un instrument.
- Référence : L'utilisation du RAS dans la rééducation de la marche pour la maladie de Parkinson est soutenue par de nombreuses recherches, souvent citées par des organisations telles que l'American Parkinson Disease Association (APDA).

5. Art-thérapie : une forme de thérapie expressive qui utilise le processus créatif de création artistique pour améliorer le bien-être physique, mental et émotionnel d'une personne.
    - Avantages potentiels pour la maladie de Parkinson :
        - Amélioration de la motricité fine et de la dextérité : des activités comme la peinture, le dessin, la sculpture ou l'artisanat peuvent aider à maintenir ou à améliorer la fonction de la main.
        - Expression émotionnelle et soulagement du stress : l'art offre un moyen non verbal d'exprimer ses sentiments et peut être une activité relaxante et agréable.
        - Engagement cognitif : Apprendre de nouvelles techniques et s'engager dans la résolution créative de problèmes peut être mentalement stimulant.
        - Amélioration de l'estime de soi et du sentiment d'accomplissement.
        - Interaction sociale : les cours d'art en groupe peuvent favoriser les liens sociaux.
    - Considérations : Aucune compétence artistique n'est requise pour en bénéficier. L'accent est mis sur le processus, et pas seulement sur le produit.

Tableau : Thérapies corps-esprit et leurs bienfaits potentiels dans la maladie de Parkinson

Type de thérapie	Objectif principal	Principaux avantages potentiels pour la maladie de Parkinson
Yoga	Souplesse, équilibre, force, contrôle de la respiration, pleine conscience	Améliore la raideur, l'équilibre, la posture, l'humeur ; réduit le stress et l'anxiété ; améliore la conscience corporelle.
Tai Chi	Mouvements lents et fluides, équilibre, coordination, pleine conscience	Améliore considérablement l'équilibre, réduit le risque de chute, améliore la démarche, la flexibilité ; favorise la relaxation.
Méditation et pleine conscience	Concentration mentale, conscience, régulation émotionnelle, réduction du stress	Réduit le stress, l'anxiété, la dépression ; peut améliorer la perception de la douleur, la concentration, le sommeil et l'adaptation.
Musicothérapie	Rythme, mélodie, vocalisation, expression émotionnelle	Améliore la démarche (avec des signaux rythmiques), l'humeur, le volume et la clarté de la parole ; offre une stimulation cognitive et un engagement social.
Art-thérapie	Expression créative, motricité fine,	Améliore la motricité fine, la dextérité ; offre un exutoire émotionnel, un soulagement du

	libération émotionnelle	stress ; renforce l'estime de soi et l'engagement cognitif.

Considérations importantes pour toutes les thérapies corps-esprit :

- Instructeurs/thérapeutes qualifiés : Choisissez des praticiens expérimentés auprès de personnes atteintes de la maladie de Parkinson ou d'autres maladies chroniques. Ils seront plus à même d'adapter leurs pratiques à vos besoins et à vos limitations spécifiques.
- Écoutez votre corps : ces thérapies doivent être bénéfiques et réconfortantes, sans provoquer de douleur ni de tension excessive. Adaptez vos activités si nécessaire.
- Cohérence : Comme l'exercice, les bienfaits des thérapies corps-esprit s'accompagnent souvent d'une pratique régulière.
- Gérer les attentes : Ces thérapies sont complémentaires et peuvent grandement améliorer le bien-être, mais elles ne constituent pas des remèdes contre la maladie de Parkinson.

L'intégration de pratiques corps-esprit dans votre routine peut être un moyen puissant de participer activement à vos soins, de gérer le stress, d'améliorer les symptômes physiques et de cultiver un plus grand sentiment de paix et de bien-être pendant que vous naviguez dans la vie avec la maladie de Parkinson.

CHAPITRE 4

Alimenter votre combat : un guide pratique sur la nutrition

Bienvenue au chapitre 4. Jusqu'à présent, nous avons exploré les aspects fondamentaux de la maladie de Parkinson au chapitre 1, dissipé les idées reçues au chapitre 2, et au chapitre 3, nous avons commencé à explorer, « au-delà de la pharmacie », des approches naturelles et complémentaires, comme l'exercice physique et les thérapies psychocorporelles, qui peuvent contribuer à votre bien-être. Nous allons maintenant approfondir et cibler l'un des outils les plus puissants et accessibles à votre disposition au quotidien : **la nutrition.**

Votre alimentation est essentielle à la construction de votre corps et de votre cerveau. Bien qu'il n'existe pas de régime spécifique pour la maladie de Parkinson, des choix alimentaires éclairés et réfléchis peuvent jouer un rôle important dans la gestion de vos symptômes, optimiser votre niveau d'énergie, préserver votre santé globale et potentiellement influencer l'efficacité de vos médicaments. Ce chapitre est conçu comme un guide pratique pour comprendre comment exploiter le pouvoir de la nutrition pour « alimenter votre combat » contre la maladie de Parkinson.

Nous explorerons les aliments particulièrement bénéfiques, ceux qu'il serait préférable de limiter, et comment certaines stratégies diététiques peuvent vous aider à surmonter les difficultés courantes liées à la maladie de Parkinson. Comme toujours, il est essentiel de garder à l'esprit que ces informations sont destinées à vous informer. **Tout changement important dans votre alimentation doit être discuté avec votre neurologue, votre médecin traitant et, idéalement, un diététicien agréé** qui pourra vous conseiller sur des conseils adaptés à vos besoins spécifiques, à vos médicaments et à votre état de santé général.

Commençons par cette exploration de la façon dont vous pouvez utiliser la nutrition comme une force proactive et positive dans votre vie avec la maladie de Parkinson.

Le lien puissant : comment l'alimentation peut influencer la maladie de Parkinson

Vous vous demandez peut-être comment votre alimentation peut faire la différence lorsque vous vivez avec une maladie neurologique comme la maladie de Parkinson. La recherche et l'expérience clinique montrent de plus en plus clairement que si l'alimentation ne guérit pas la maladie de Parkinson, certains changements alimentaires peuvent soulager les symptômes chez certaines personnes. Le lien entre votre alimentation et la façon dont vous vivez la maladie de Parkinson est crucial. Une alimentation bien planifiée peut être la pierre angulaire de votre plan de soins complet, en complément de vos médicaments et des autres thérapies abordées au chapitre 3, comme l'exercice physique et les pratiques psychocorporelles.

Rôles potentiels de l'alimentation dans votre parcours avec la maladie de Parkinson :
1. **Gestion et soulagement des symptômes :**
   - Réduction du stress oxydatif : Comme nous l'avons évoqué au chapitre 1, le stress oxydatif (un déséquilibre entre les radicaux libres nocifs et les antioxydants protecteurs) contribuerait à la neurodégénérescence associée à la maladie de Parkinson. Une alimentation riche en antioxydants, présents en abondance dans les fruits, les légumes, les noix et certaines boissons, peut aider l'organisme à combattre ce stress oxydatif. De nombreuses ressources médicales soulignent que les aliments riches en antioxydants peuvent contribuer à réduire le stress oxydatif cérébral, atténuant potentiellement le déclin mental observé dans la maladie de Parkinson.
   - **Gestion des symptômes non moteurs :** De nombreux symptômes non moteurs courants de la maladie de Parkinson peuvent être influencés par l'alimentation. Par exemple :
     - **Constipation :** Une alimentation riche en fibres et en liquides est une stratégie essentielle pour gérer ce symptôme souvent gênant. Certaines personnes envisagent également des suppléments de fibres et des probiotiques, bien que la recherche sur ces derniers soit encore en cours.
     - -**Fatigue :** Des niveaux d'énergie constants, soutenus par des repas équilibrés et une

hydratation adéquate, peuvent aider à combattre la fatigue.
- **Crampes musculaires :** Bien que les données de recherche directes soient encore en cours d'accumulation, un apport adéquat en minéraux comme le magnésium peut soulager les crampes musculaires pouvant survenir dans la maladie de Parkinson. Certains scientifiques pensent également qu'un faible taux de ce minéral pourrait contribuer au développement de la maladie de Parkinson, soulignant ainsi l'importance du magnésium.

2. **Optimiser l'efficacité des médicaments et gérer les effets secondaires :**
    - **Absorption de la lévodopa :** L'alimentation peut influencer la façon dont l'organisme réagit aux médicaments contre la maladie de Parkinson. Des recherches suggèrent que l'alimentation peut contribuer à accroître l'efficacité de médicaments comme la lévodopa et à atténuer les effets secondaires. L'efficacité de la lévodopa, le médicament le plus courant contre la maladie de Parkinson, peut parfois être influencée par les protéines alimentaires. Comprendre comment optimiser son apport en protéines par rapport à son traitement peut être crucial pour certaines personnes afin de tirer le meilleur parti de leur traitement.

- **Gestion des effets secondaires des médicaments** : Certains ajustements alimentaires peuvent aider à gérer les effets secondaires des médicaments, tels que les nausées.
3. **Soutenir la santé globale du cerveau et potentiellement ralentir la progression :**
    - **Neuroinflammation :** L'inflammation chronique est un autre facteur impliqué dans les maladies neurodégénératives. Certains régimes alimentaires, comme ceux riches en acides gras oméga-3, sont connus pour leurs propriétés anti-inflammatoires.
    - **Fonction cognitive :** Des changements de mode de vie, notamment alimentaires et physiques (comme évoqué au chapitre 3), peuvent également contribuer à réduire les symptômes cognitifs de la maladie de Parkinson, comme la démence et la confusion, et potentiellement ralentir la progression de la maladie. Les régimes alimentaires favorables à la santé cardiovasculaire, comme le régime méditerranéen, ont également été associés à de meilleurs résultats cognitifs.
4. **Lutte contre les carences nutritionnelles et la malnutrition :**
    - Les personnes atteintes de la maladie de Parkinson sont plus susceptibles de souffrir de malnutrition, facteur de risque de déclin cognitif. Il est important d'identifier et de combler les carences potentielles par l'alimentation ou, si

nécessaire, par une supplémentation (sous surveillance médicale). Les ressources médicales signalent souvent des carences potentielles dans les domaines suivants :

- **Fer :** présent dans les épinards, le bœuf, le tofu et les céréales de petit-déjeuner enrichies.
- **Vitamine B1 (thiamine) :** Présente dans le porc, les haricots, les lentilles et les pois.
- **Zinc :** présent dans les céréales complètes, la viande rouge, les huîtres et le poulet.
- **Vitamine D :** Présente dans le saumon, le thon, les produits laitiers enrichis et l'huile de foie de morue.
- **Calcium :** présent dans les produits laitiers, les légumes à feuilles vertes et les produits à base de soja enrichis.

5. **Soutenir la santé intestinale (l'axe intestin-cerveau) :**
   - De plus en plus de recherches explorent le lien entre le microbiote intestinal (les milliards de bactéries vivant dans le tube digestif) et la santé cérébrale, notamment la maladie de Parkinson. Les ressources d'information destinées aux patients soulignent souvent que les recherches suggèrent que les symptômes de la maladie de Parkinson pourraient être liés à une dysbiose intestinale (un déséquilibre des bactéries intestinales) et à un dysfonctionnement de la barrière intestinale, entraînant une inflammation.

Cette inflammation peut perturber l'axe microbiote-intestin-cerveau.
- Une alimentation riche en fibres et potentiellement en probiotiques peut favoriser un environnement intestinal plus sain. Il est également reconnu que les aliments transformés peuvent nuire à la santé intestinale, ce qui pourrait aggraver les symptômes.

L'évolution du paysage de la recherche :

Il est important de reconnaître que la recherche sur l'impact spécifique de l'alimentation sur la maladie de Parkinson est continue et complexe. Bien que nous disposions de preuves solides des bienfaits d'une alimentation globalement saine et de résultats prometteurs concernant certains modes d'alimentation et nutriments, de nombreuses questions demeurent. Comme l'indiquent de nombreuses sources de santé fiables, si les premières recherches suggèrent que des changements alimentaires pourraient être bénéfiques, et si certaines études se concentrent sur les protéines, les flavonoïdes et les bactéries intestinales, la plupart de ces résultats restent peu concluants. Cependant, il existe un consensus fort sur l'importance d'une alimentation nutritive dans la prise en charge de la maladie.

Dans les sections suivantes, nous approfondirons ces concepts, en examinant les aliments spécifiques à inclure, ceux que vous pourriez limiter et les stratégies pratiques pour bien manger avec la maladie de Parkinson, en nous appuyant sur les données scientifiques nutritionnelles reconnues et les ressources destinées aux patients. N'oubliez pas que l'objectif est de vous donner les connaissances nécessaires pour faire des choix éclairés qui favorisent votre santé et votre bien-être tout au long de votre parcours avec la maladie de Parkinson.

Remplissez votre garde-manger et votre réfrigérateur : les aliments qui peuvent vous aider

Bien qu'aucun aliment ne soit une solution miracle, intégrer une variété d'aliments riches en nutriments à vos repas quotidiens peut fournir à votre corps les outils nécessaires à un fonctionnement optimal et contribuer à la gestion de certains symptômes de la maladie de Parkinson. Explorons quelques catégories d'aliments clés qui, selon la recherche et les recommandations des patients, pourraient être particulièrement bénéfiques.

1. Les étoiles antioxydantes : l'équipe de défense de votre corps

Comme nous l'avons vu au chapitre 1, le stress oxydatif jouerait un rôle dans les dommages causés aux neurones dopaminergiques dans la maladie de Parkinson. Le stress oxydatif survient lorsqu'il y a un déséquilibre entre des molécules nocives appelées radicaux libres et les antioxydants qui les neutralisent. Une alimentation riche en antioxydants peut contribuer à renforcer les défenses immunitaires de l'organisme.

- **Que sont-ils ?** Les antioxydants sont des composés comme les vitamines C et E, le bêta-carotène, le sélénium et divers composés phytochimiques (composés d'origine végétale) comme les flavonoïdes.

- **Pourquoi ils sont importants pour la maladie de Parkinson :** En neutralisant les radicaux libres, les antioxydants pourraient contribuer à protéger les cellules cérébrales des dommages et à réduire l'inflammation. De nombreuses sources de santé indiquent qu'une alimentation riche en antioxydants pourrait avoir des effets protecteurs sur le cerveau et ralentir la progression de la maladie chez les personnes âgées. Les chercheurs étudient également des traitements antioxydants pour la maladie de Parkinson, mais les études restent peu concluantes.
- **Où les trouver** (en s'appuyant sur des conseils nutritionnels courants et des ressources destinées aux patients) :
    - **Baies** : Souvent présentées comme des sources d'antioxydants puissants. Pensez aux myrtilles, aux mûres, aux baies de goji, aux canneberges et aux baies de sureau. Elles regorgent de flavonoïdes appelés anthocyanes.
    - **Noix :** Les noix, les noix du Brésil (une excellente source de sélénium), les noix de pécan et les pistaches sont de bonnes sources de vitamine E et d'autres antioxydants.
    - **Légumes à feuilles foncées** : les épinards et le chou frisé sont riches en vitamines, minéraux et antioxydants.
    - **Légumes solanacées :** Pour la plupart des gens, les tomates (riches en lycopène), les poivrons (surtout ceux colorés) et les aubergines contiennent divers antioxydants.

- **Autres légumes et fruits colorés :** Plus votre assiette contient de couleurs provenant de divers fruits et légumes, plus vous êtes susceptible d'obtenir une large gamme de composés protecteurs.
  - **Chocolat noir (avec modération) :** Les variétés à haute teneur en cacao (70 % et plus) sont riches en flavonoïdes.
  - Thé vert : Contient de puissants antioxydants.
- **Conseil pratique :** Essayez de manger « l'arc-en-ciel » chaque jour. Une alimentation végétale riche en ces aliments peut offrir un apport optimal en antioxydants.

2. Acides gras oméga-3 : aliments pour le cerveau et anti-inflammatoires

Les oméga-3 sont des acides gras polyinsaturés essentiels à la structure et au fonctionnement du cerveau et connus pour leurs propriétés anti-inflammatoires.

- **Pourquoi ils sont importants pour la maladie de Parkinson :** On pense que l'inflammation chronique contribue à la neurodégénérescence. Les oméga-3 pourraient contribuer à réduire l'inflammation. De nombreuses ressources destinées aux patients suggèrent qu'ils pourraient contribuer à atténuer les symptômes et à ralentir la progression de la maladie de Parkinson.
- **Où les trouver** (comme généralement recommandé) :
  - **Poissons gras :** saumon, flétan, huîtres. Consommez-en au moins deux portions par semaine.

- ○ **Sources végétales :** soja, graines de lin, haricots rouges. Les noix en sont également une bonne source.
- **Supplémentation :** Si vous ne consommez pas régulièrement de poisson gras, discutez avec votre médecin d'un supplément d'oméga-3 (huile de poisson, huile de krill ou huile d'algues), car des doses élevées peuvent interagir avec les médicaments. Les recherches sur la coenzyme Q10 et l'huile de poisson pour ralentir la progression de la maladie de Parkinson sont mitigées.

3. Les fibres : le meilleur ami de votre système digestif

La constipation est un symptôme non moteur très courant. Les fibres alimentaires sont essentielles.

- **Pourquoi c'est important pour la maladie de Parkinson :** La maladie de Parkinson peut ralentir le transit intestinal. Les fibres augmentent le volume et favorisent le transit intestinal.
- **Où le trouver :** Céréales complètes (avoine, riz brun), fruits (pommes, poires, baies, pruneaux), légumes (légumes-feuilles, brocoli), légumineuses (haricots, lentilles), noix et graines.
- **Conseils pratiques :** Augmentez progressivement les fibres et buvez beaucoup d'eau (6 à 8 verres par jour, comme généralement recommandé pour l'hydratation).

4. L'hydratation : essentielle au bien-être

Rester hydraté est crucial, d'autant plus que les personnes atteintes de la maladie de Parkinson peuvent ne pas ressentir les sensations de soif typiques.

- **Pourquoi c'est important** : Combat la constipation, facilite l'absorption des médicaments, gère l'hypotension orthostatique, prévient les infections urinaires et soutient la fonction énergétique/cognitive.
- **Recommandation** : Visez 6 à 8 verres pleins (1,2 à 1,6 litre) d'eau chaque jour.

5. Combler les carences nutritionnelles potentielles

Les personnes atteintes de la maladie de Parkinson peuvent être plus sujettes à certaines déficiences. Les conseils les plus courants soulignent l'importance de celles-ci :

- **Fer** : Épinards, bœuf, tofu, céréales de petit-déjeuner enrichies.
- **Vitamine B1 (thiamine)** : Porc, haricots, lentilles, pois.
- **Zinc** : Céréales complètes, viande rouge, huîtres, poulet.
- **Vitamine D** : Saumon, thon, produits laitiers enrichis, huile de foie de morue et soleil (passer du temps à l'extérieur peut atténuer les symptômes, car la vitamine D peut être protectrice).
- **Calcium** : Produits laitiers, légumes à feuilles vertes, produits à base de soja enrichis.
- **Magnésium** : Bien que les recherches sur son rôle dans le soulagement des crampes musculaires manquent, de faibles niveaux peuvent contribuer au développement de la maladie de Parkinson. Il est donc important de consommer des aliments riches en magnésium (légumes à feuilles vertes, noix, graines, céréales complètes).

Discutez de vos éventuelles carences avec votre médecin pour des examens et des conseils sur votre régime alimentaire ou la prise de suppléments. Privilégiez l'apport de ces nutriments par l'alimentation.

Une note spéciale sur les fèves
Les fèves contiennent naturellement de la lévodopa.
- **La réalité et les précautions (basées sur les conseils médicaux courants) :**
    - **Aucune preuve définitive** ne démontre qu'ils réduisent les symptômes de manière fiable.
    - La teneur en lévodopa est **variable et inconnue**, elle **ne doit donc pas remplacer les traitements sur ordonnance.**
    - Risque de **favisme** chez les individus présentant un déficit en G6PD.
- **En résumé :** nutritif, mais pas un traitement contre la maladie de Parkinson. À consommer avec modération.

Aliments à aborder avec prudence ou à limiter

Bien qu'il soit essentiel de se concentrer sur les aliments bénéfiques, il est également important d'être attentif à certains aliments qui pourraient aggraver les symptômes ou présenter des risques.

1. Aliments riches en graisses saturées

Le rôle des graisses alimentaires dans la maladie de Parkinson est complexe et toujours à l'étude.

- **Préoccupations :** Certaines recherches suggèrent qu'une consommation élevée de graisses alimentaires pourrait augmenter le risque de maladie de Parkinson, certaines études identifiant les graisses saturées comme un facteur de risque spécifique. Une alimentation riche en graisses saturées est également liée à des maladies chroniques comme les maladies cardiaques.

- **Aliments riches en graisses saturées (généralement répertoriés) :**
    - Bœuf
    - Saindoux
    - Beurre
    - Fromage
    - Huile de palme
    - Certains aliments cuits au four et frits
- **La modération est la clé :** bien que ces aliments n'aient pas besoin d'être entièrement éliminés pour la plupart des gens, il est généralement sage de les consommer avec modération dans le cadre d'une alimentation équilibrée.
- **Remarque sur le régime cétogène** : À l'inverse, certaines études suggèrent que le régime cétogène (très riche en graisses et très pauvre en glucides) pourrait être bénéfique pour certaines personnes atteintes de la maladie de Parkinson. Ce domaine fait l'objet de recherches actives et nécessite une surveillance médicale attentive en raison des risques potentiels. Nous en parlerons plus en détail dans la section « Programmes alimentaires ».

2. Aliments transformés

Les aliments hautement transformés offrent souvent peu de valeur nutritionnelle et peuvent contenir des ingrédients qui peuvent ne pas être optimaux pour votre santé, en particulier lors de la gestion d'une maladie chronique.

- **Pourquoi les limiter ?** Les experts recommandent souvent de limiter ou d'éviter les aliments transformés, car certaines recherches les relient à une progression plus rapide de la maladie de Parkinson. Les aliments transformés peuvent également nuire à la santé intestinale, ce qui pourrait affecter la gravité des symptômes.
- **Exemples d'aliments transformés (compréhension générale) :**
    - Aliments en conserve (certains peuvent être riches en sodium ou en conservateurs ; choisissez des options à faible teneur en sodium ou rincez-les bien si vous les utilisez).
    - Aliments frits (souvent riches en graisses malsaines).
    - Sodas classiques et light (riches en sucre ou en édulcorants artificiels avec peu d'avantages nutritionnels).
    - Collations emballées (chips, biscuits, craquelins souvent riches en graisses malsaines, en sucre et en sodium).
    - Plats préparés et restauration rapide.
- **Privilégier les aliments complets :** Privilégier les aliments frais, complets et peu transformés est généralement une approche plus saine. Cela permet de contrôler les ingrédients et de maximiser l'apport en nutriments.

3. Aliments difficiles à mâcher ou à avaler

À mesure que la maladie de Parkinson progresse, la dysphagie (difficulté à mâcher et à avaler) peut devenir un défi majeur pour plus d'un tiers des personnes atteintes. Cela peut entraîner frustration, réduction de l'apport alimentaire, malnutrition et risque important d'aspiration (pénétration d'aliments ou de liquides dans les poumons), pouvant entraîner une pneumonie.

- Stratégies :
    - Modification de la texture : Il est crucial de choisir des aliments naturellement mous ou de les préparer pour qu'ils soient plus faciles à mâcher et à avaler. Cela peut impliquer :
        - Hacher, moudre ou réduire en purée les aliments plus durs.
        - Cuire les légumes jusqu'à ce qu'ils soient très tendres.
        - Choisir des fruits plus tendres comme des bananes ou des pommes cuites.
        - Ajouter des sauces ou des jus de viande pour humidifier les aliments.
    - Travailler avec un orthophoniste : Comme mentionné au chapitre 3, un orthophoniste spécialisé dans les troubles de la déglutition est une ressource précieuse. Il peut effectuer une évaluation de la déglutition et recommander des textures alimentaires spécifiques, des consistances de liquides (par exemple, des liquides épaissis) et des techniques ou exercices de déglutition pour une alimentation plus sûre et plus efficace.

- Manger en pleine conscience : manger lentement, prendre de petites bouchées et se concentrer sur la mastication et la déglutition peut également aider. Minimisez les distractions pendant les repas.

Explorer des régimes alimentaires spécifiques pour la maladie de Parkinson

Bien qu'il n'existe pas de « régime Parkinson » unique et officiellement reconnu, certains régimes alimentaires établis ont retenu l'attention pour leurs bienfaits potentiels sur la santé cérébrale et la prise en charge de certains aspects de la maladie. Les ressources médicales abordent souvent les points suivants :

1. Le régime méditerranéen

Ce régime alimentaire s'inspire des habitudes alimentaires traditionnelles des populations des pays riverains de la Méditerranée. Il est régulièrement associé à de nombreux bienfaits pour la santé, notamment pour le cœur et le cerveau.

- **Caractéristiques principales :**
    - Consommation élevée de fruits, de légumes, de céréales complètes, de légumineuses (haricots, lentilles), de noix et de graines.
    - L'huile d'olive comme principale source de matières grasses.
    - Consommation modérée de poisson et de volaille.
    - Faible consommation de viande rouge et de sucreries.
    - Consommation modérée de produits laitiers (principalement fromage et yaourt).

- Du vin avec modération, généralement avec les repas (bien que l'impact de l'alcool sur les symptômes de la maladie de Parkinson, comme l'équilibre, doive être soigneusement étudié et discuté avec votre médecin).
- **Avantages potentiels pour la maladie de Parkinson (souvent cités) :**
    - Riche en antioxydants et en acides gras oméga-3.
    - Certaines recherches suggèrent qu'il protège contre la démence dans la maladie de Parkinson.
    - Peut aider à réduire l'inflammation.
- **Application pratique :** Il s'agit généralement d'une façon très flexible et durable de manger, axée sur des aliments entiers et riches en nutriments.

2. Le régime MIND (intervention méditerranéenne-DASH pour le retard neurodégénératif)

Le régime MIND combine spécifiquement des aspects du régime méditerranéen et du régime DASH (Dietary Approaches to Stop Hypertension). Il a été conçu pour privilégier les aliments et nutriments scientifiquement prouvés comme bénéfiques pour la santé cérébrale et pour réduire le risque de démence.

- **Caractéristiques principales :** Il encourage spécifiquement la consommation de :
    - Légumes à feuilles vertes (au moins six portions/semaine).
    - Autres légumes (au moins une portion/jour).
    - Noix (au moins cinq portions/semaine).
    - Baies (au moins deux portions/semaine).

- Haricots (au moins trois portions/semaine).
- Céréales complètes (au moins trois portions/jour).
- Poisson (au moins une portion/semaine).
- Volaille (au moins deux portions/semaine).
- Huile d'olive (comme huile principale).
- Vin (un verre par jour, facultatif et avec prudence).

  Il est également recommandé de limiter la consommation de viandes rouges, de beurre et de margarine en bâtonnets, de fromage, de viennoiseries et de sucreries, ainsi que de friture et de fast-food.

- **Avantages potentiels pour la maladie de Parkinson (selon la recherche) :**
  - Les experts recommandent également le régime MIND pour ralentir la progression de la maladie de Parkinson.
  - Une étude de 2022 portant sur 1 205 personnes atteintes de diverses formes de parkinsonisme a révélé que les régimes méditerranéen et MIND étaient tous deux efficaces pour réduire les symptômes et ralentir la progression de la maladie, mais que le régime MIND était plus efficace.
- **Application pratique :** Le régime MIND fournit des objectifs plus spécifiques pour certains groupes d'aliments, ce qui peut être utile à certaines personnes.

3. Le régime cétogène (Keto)

Le régime cétogène est un régime très faible en glucides et riche en graisses qui modifie le métabolisme du corps pour brûler les graisses comme carburant, produisant des substances appelées cétones.

- **Caractéristiques principales** : Réduit considérablement l'apport en glucides (généralement à moins de 50 grammes par jour, parfois jusqu'à 20 grammes), avec un apport modéré en protéines et un apport très élevé en graisses (les graisses représentent généralement 70 à 80 % ou plus des calories totales).
- **Avantages potentiels pour la maladie de Parkinson (d'après les recherches émergentes)** :
    - Des recherches récentes suggèrent que le régime cétogène pourrait également bénéficier aux personnes atteintes de la maladie de Parkinson.
    - Il augmente la production de corps cétoniques, ce qui peut aider à réduire les symptômes musculaires tels que les tremblements et la raideur.
    - Cela peut également aider à stimuler la fonction cognitive.
- **Risques et considérations** (avertissements importants provenant de sources de santé) :
    - Le régime cétogène présente certains risques pour les personnes âgées atteintes de la maladie de Parkinson, comme **la constipation** (due à un manque de fibres s'il n'est pas soigneusement planifié) et **des niveaux élevés d'acide urique**.
    - D'autres risques associés à ce groupe d'âge peuvent inclure l'hypertension,

l'hypercholestérolémie et les maladies cardiaques si les graisses malsaines sont principalement choisies.
- Cela peut être très restrictif et difficile à maintenir à long terme.
- Risque de carences nutritionnelles en cas de planification non rigoureuse.
- **Des recherches supplémentaires sont nécessaires.** Les effets à long terme et la sécurité pour les personnes atteintes de la maladie de Parkinson ne sont pas encore totalement établis.

- **Mise en garde cruciale : Le régime cétogène ne doit être suivi que sous stricte surveillance médicale, en particulier pour les personnes atteintes de la maladie de Parkinson ou d'autres maladies chroniques.** Un médecin et un diététicien expérimenté en régimes cétogènes thérapeutiques peuvent vous aider à déterminer son adéquation, à le planifier en toute sécurité et à surveiller les complications potentielles.

Tableau : Comparaison des régimes alimentaires mentionnés

Régime alimentaire	Objectif principal	Aliments clés mis en valeur	Key Foods Limited/Évité	Pertinence potentielle pour la maladie de Parkinson (sur la base de conseils et de

				recherches courants)
méditerranéen	Aliments entiers, graisses saines, accent mis sur les plantes	Fruits, légumes, céréales complètes, légumineuses, noix, graines, poisson, huile d'olive	Viande rouge, sucreries, aliments transformés	Protège contre la démence, riche en antioxydants et en oméga-3.
Régime MIND	Nutriments spécifiques au cerveau, combine Méditerranée et DASH	Légumes à feuilles vertes, baies, noix, céréales complètes, poisson, volaille, huile d'olive	Viandes rouges, beurre, fromage, viennoiseries, friture/fast-food	Efficace pour réduire les symptômes et ralentir la progression (potentiellement plus que le régime méditerranéen).

| régime cétogène | Très faible en glucides, riche en graisses, modéré en protéines ; induit la cétose | Matières grasses saines (avocat, huile d'olive, noix, graines), poissons gras, viandes, légumes non féculents | Céréales, sucres, fruits (sauf quelques baies en petites quantités), légumes féculents | Peut réduire les symptômes musculaires (tremblements, raideurs) et stimuler les fonctions cognitives. Nécessite une surveillance médicale en raison des risques. |

Choisir un régime alimentaire :

Il n'existe pas de solution universelle. L'approche alimentaire la plus adaptée à votre situation dépendra de vos symptômes, de votre état de santé général, de vos préférences et de votre mode de vie. Les régimes méditerranéen et MIND sont généralement considérés comme sûrs, durables et bien étayés par la recherche sur la santé cérébrale et cardiaque globale, ce qui en fait d'excellents points de départ pour de nombreuses personnes atteintes de la maladie de Parkinson. Le régime cétogène est plus spécialisé et comporte davantage de risques, nécessitant une réflexion approfondie et un accompagnement professionnel.

Le plus important est de se concentrer sur un régime alimentaire riche en aliments entiers et non transformés, qui fournit une grande variété de nutriments et qui vous aide à gérer vos symptômes spécifiques et à vous sentir au mieux de votre forme.

Conseils pratiques pour bien manger avec la maladie de Parkinson

Au-delà du choix d'aliments ou de régimes spécifiques, plusieurs habitudes de vie pratiques peuvent favoriser votre bien-être nutritionnel et contribuer à atténuer certains des problèmes liés à la maladie de Parkinson. De nombreuses ressources destinées aux patients offrent d'excellents points de départ :

1. **Buvez beaucoup d'eau (restez hydraté) :**
   - Comme souligné précédemment, rester hydraté est **particulièrement important** pour les personnes atteintes de la maladie de Parkinson, qui ne ressentent souvent pas les sensations de soif typiques.
   - **Objectif :** Buvez **6 à 8 grands verres d'eau (1,2 à 1,6 litre) par jour** pour vous sentir au mieux de votre forme. Cela contribue à la constipation, à l'absorption des médicaments et au bon fonctionnement de l'organisme.
2. **Passez du temps à l'extérieur (vitamine D et bien-être) :**
   - De nombreuses sources mentionnent que la vitamine D peut avoir un effet protecteur contre la maladie de Parkinson, et que prendre l'air frais et le soleil peut soulager vos symptômes.

- La lumière du soleil sur votre peau est l'un des principaux moyens par lesquels votre corps produit de la vitamine D, qui est essentielle à la santé des os (importante étant donné les risques de chute) et joue un rôle plus large dans la fonction immunitaire et potentiellement dans la santé du cerveau.
- Même de courtes périodes à l'extérieur peuvent améliorer l'humeur et offrir un changement de décor. Bien sûr, prenez des précautions contre le soleil (par exemple, évitez les heures de pointe et utilisez de la crème solaire en cas d'exposition prolongée).

3. **Bougez (synergie exercice et régime) :**
   - Comme détaillé au chapitre 3 et renforcé par de nombreux guides de santé, la recherche suggère que divers types d'exercices et de physiothérapie peuvent améliorer vos capacités et votre qualité de vie avec la maladie de Parkinson.
   - L'exercice et l'alimentation fonctionnent en synergie. L'activité physique peut faciliter la digestion et aider à gérer la constipation, tandis qu'une alimentation nutritive fournit l'énergie nécessaire à l'exercice et à la réparation musculaire.

4. **Considérez les suppléments avec prudence et sur avis médical :**
   - Le conseil général est de « parler avec un médecin des suppléments et autres thérapies que vous pourriez essayer en toute sécurité ».

- Bien qu'une approche axée sur l'alimentation soit généralement la meilleure, certaines personnes atteintes de la maladie de Parkinson peuvent bénéficier de suppléments spécifiques si l'apport alimentaire est insuffisant ou si des carences sont identifiées (par exemple, vitamine D, B12, calcium, fer).
- **Il est essentiel de toujours consulter votre médecin ou un diététicien avant de commencer tout nouveau complément. Certains compléments** peuvent interagir avec les médicaments contre la maladie de Parkinson ou d'autres affections. L'automédication par compléments peut être risquée. On constate souvent qu'à l'heure actuelle, aucun complément n'est formellement recommandé pour *traiter* les symptômes de la maladie de Parkinson, et les recherches sur la CoQ10 et l'huile de poisson pour ralentir la progression de la maladie sont mitigées.

5. **Alimentation consciente et environnement des repas :**
    - **Ralentissez :** la maladie de Parkinson peut affecter la vitesse à laquelle on mange et déglutit. Se précipiter peut augmenter le risque d'étouffement. Prenez votre temps, mastiquez bien et prenez de plus petites bouchées.
    - **Minimisez les distractions :** manger dans un environnement calme et tranquille sans distractions (comme la télévision) peut vous aider à vous concentrer sur l'acte de manger et d'avaler,

ce qui peut être bénéfique si vous souffrez de dysphagie.
- **Savourez vos repas :** Faites de vos repas un moment agréable. Manger en famille ou entre amis peut renforcer le plaisir et les liens sociaux.

Relever les défis alimentaires : conseils et outils

La maladie de Parkinson peut parfois rendre l'acte physique de manger plus difficile en raison de symptômes moteurs comme les tremblements, la raideur, la lenteur et le manque de coordination, ainsi que de symptômes non moteurs comme la dysphagie (difficulté à avaler). Les ressources destinées aux patients mettent souvent en avant des outils d'adaptation pour les aider.

Difficultés alimentaires courantes :

- **Tremblements :** peuvent rendre difficile de tenir les ustensiles stables et de porter la nourriture à la bouche sans la renverser.
- **Rigidité et rigidité** : Peut rendre difficile la découpe des aliments, l'ouverture des contenants ou l'utilisation des ustensiles.
- **Lenteur des mouvements (bradykinésie)** : peut rendre les repas très longs et fatigants.
- **Mauvaise coordination** : peut entraîner des déversements et des difficultés à gérer la nourriture dans une assiette.
- **Difficultés à mâcher et à avaler (dysphagie) :** Il s'agit d'un problème grave qui peut entraîner un étouffement, une aspiration et une malnutrition. Comme mentionné

précédemment, si vous rencontrez ce problème, une consultation avec un **orthophoniste** est essentielle.

Ustensiles de stabilisation et autres aides adaptatives pour les personnes atteintes de la maladie de Parkinson :

De nombreux types d'ustensiles adaptatifs sont conçus pour traiter les symptômes moteurs et rendre les repas plus faciles et moins frustrants. Si vous souffrez de difficultés de préhension, de faiblesse, de tremblements, de raideur ou de rigidité, voici quelques solutions :

- **Ustensiles à manche lesté :** Ils ressemblent à des ustensiles ordinaires, mais sont plus lourds. Ce poids supplémentaire permet de maintenir l'ustensile stable, même si votre main tremble. Le tremblement est souvent l'un des premiers symptômes moteurs de la maladie de Parkinson.
- **Ustensiles à manche large (poignées intégrées) :** Les ustensiles à manche large et intégré peuvent être plus faciles à tenir si vous avez une faible force de préhension. Les manches peuvent également être antidérapants et nervurés pour une meilleure prise en main.
- **Tubes en mousse adaptables pour manches :** Vous pouvez également acheter des tubes en mousse à fixer à vos ustensiles (ou brosses à dents et stylos). La mousse crée une surface plus large, plus douce et antidérapante, facilitant ainsi la prise en main.
- **Ustensiles détectant et neutralisant les mouvements (ustensiles électroniques « intelligents ») :** Des appareils comme le Liftware Steady et le Liftware Level

utilisent des capteurs intégrés au manche pour détecter les mouvements des mains. Dès que l'appareil informatisé détecte un tremblement, il utilise un moteur pour stabiliser l'ustensile et neutraliser les secousses. Ces appareils sont conçus avec des poignées et des accessoires de stabilisation et de mise à niveau pour aider les personnes souffrant de tremblements des mains ou d'une mobilité réduite des mains et des bras. Une petite étude pilote a montré que ces appareils pourraient réduire l'intensité des tremblements pendant les repas.

- **Manches et poignets amovibles avec sangles :** ils constituent une excellente option en cas de faiblesse musculaire, de tremblements ou de manque de force de préhension. Les fourchettes et les cuillères sont équipées de sangles réglables pour maintenir les couverts en place et les empêcher de glisser.

- **Ustensiles pivotants ou pliables :** Ces ustensiles sont dotés d'un mécanisme pivotant ou pliable (dans le manche ou le manche) qui permet de maintenir les fourchettes ou les cuillères à niveau pendant les tremblements. Cela peut rendre le repas moins frustrant et éviter les déversements. Le mécanisme de pliage ou de pivotement permet également de courber les aliments vers la bouche, ce qui vous évite d'avoir à lever le coude aussi haut pendant que vous mangez, ce qui est utile en cas de tremblements ou de manque de coordination.

- **Assiettes et bols inclinés :** ils sont dotés de rebords hauts intégrés qui agissent comme une paroi sur laquelle vous appuyez lorsque vous récupérez les aliments. Ils

vous aident à guider les aliments sur vos ustensiles sans les renverser.
- **Protège-assiettes :** Similaires aux bols et assiettes inclinés, les protège-assiettes se fixent au bord des bols et plats ordinaires pour faciliter le ramassage des aliments et minimiser les déversements.
- **Tasses et mugs anti-déversement :**
  - **Tasses lestées :** Si vous souffrez de tremblements, une tasse lestée peut prévenir les déversements. Elles sont généralement dotées d'une grande anse, d'une base lestée et souvent d'un couvercle.
  - **Tasses et mugs à poignées pivotantes :** Elles permettent de maintenir la tasse à niveau et stable. Si la tasse s'incline, elle se stabilise automatiquement pour un meilleur contrôle. Une poignée pivotante ou rotative peut être utile en cas de problèmes de dextérité, de faible force de préhension, de faiblesse ou de tremblements.
- **Tapis antidérapants :** Les tapis en matériau antidérapant (comme le Dycem) maintiennent fermement les assiettes, les bols ou les planches à découper pour les empêcher de bouger. Ils sont parfaits si vous avez du mal à stabiliser vos ustensiles de cuisine pendant la préparation des repas ou les repas.
- **Couteaux à bascule :** un couteau à bascule possède un manche sur le dessus et une lame arrondie. Cette conception permet de saisir et de contrôler le couteau d'une seule main, en utilisant un mouvement de bascule pour couper les aliments. Cela peut être utile si vous avez des difficultés de coordination ou de contrôle

manuel, et cela demande souvent moins d'énergie qu'un couteau droit traditionnel.

Quels ustensiles vous conviennent le mieux ?
Vous devrez prendre en compte plusieurs facteurs pour déterminer les ustensiles d'aide à l'alimentation les plus utiles. Si le coût, le style et les matériaux jouent un rôle, vos symptômes et leur gravité sont probablement les facteurs les plus importants.

- Par exemple, si votre plus grande préoccupation concerne **la faiblesse et la force de préhension**, vous pourriez bénéficier davantage d'ustensiles avec un manche plus large et nervuré ou en ajoutant un tube en mousse.
- Si vous souffrez **de tremblements**, vous pouvez essayer des ustensiles lestés, pivotants ou stabilisateurs électroniques.

Si vous hésitez sur les ustensiles et les appareils fonctionnels qui vous seraient les plus utiles, pensez à consulter un **ergothérapeute** pour obtenir des conseils et des recommandations. Il pourra évaluer vos besoins individuels et vous aider à trouver les outils qui favoriseront au mieux votre autonomie pendant les repas. La plupart de ces articles adaptés sont disponibles en ligne ou dans les magasins de fournitures médicales.

La connexion intestin-cerveau revisitée : les probiotiques et la maladie de Parkinson

Le lien entre la santé intestinale et la maladie de Parkinson est un domaine de recherche qui suscite un intérêt croissant.

La maladie de Parkinson et le microbiome intestinal :
- **Dysbiose intestinale :** De nombreuses ressources et études destinées aux patients suggèrent que les symptômes de la maladie de Parkinson peuvent être liés à une dysbiose intestinale (un déséquilibre des types et du nombre de bactéries dans votre intestin) et à un dysfonctionnement de la barrière intestinale (« intestin perméable »), ce qui peut entraîner une inflammation.
- **Inflammation :** Des études ont montré que les personnes atteintes de la maladie de Parkinson peuvent présenter une inflammation intestinale. Cette inflammation pourrait perturber l' **axe microbiote-intestin-cerveau**, le réseau complexe de communication entre l'intestin et le cerveau.
- **Conséquences potentielles :** La perturbation de cet axe pourrait entraîner une réduction de la production de neurotransmetteurs, une diminution de la motilité intestinale (contribuant à la constipation), une altération de l'absorption des nutriments, une augmentation de la perméabilité intestinale, un affaiblissement du système immunitaire et potentiellement une augmentation de la production de corps de Lewy.

Probiotiques : peuvent-ils aider ?
Les probiotiques sont des micro-organismes vivants qui, lorsqu'ils sont administrés en quantités adéquates, sont censés

conférer un bénéfice pour la santé, souvent en aidant à rétablir un équilibre plus sain du microbiome intestinal.

- **Recherches sur la constipation (souvent citées) :**
  - La plupart des recherches sur les probiotiques dans la maladie de Parkinson se sont concentrées sur leur effet sur **la constipation.**
  - Plusieurs études ont montré que les participants atteints de la maladie de Parkinson prenant des probiotiques multi-souches présentaient des selles significativement plus fréquentes et/ou une meilleure consistance par rapport aux groupes témoins.
- **Recherche sur d'autres symptômes (compréhension actuelle) :**
  - Actuellement, il n'existe aucun **essai clinique humain définitif** démontrant que la supplémentation en probiotiques améliore d'autres symptômes de la maladie de Parkinson comme la fonction motrice ou les tremblements.
  - Certaines **études sur des souris** ont observé des améliorations de la fonction motrice et moins de dommages aux neurones producteurs de dopamine avec un traitement probiotique, suggérant un effet neuroprotecteur potentiel, mais ces résultats peuvent ne pas être directement transposables à l'homme.
- **Faut-il prendre un probiotique pour la maladie de Parkinson ? (conseils généraux) :**
  - Si vous souffrez de constipation liée à la maladie de Parkinson, il *peut être* bénéfique de discuter

d'un supplément probiotique avec votre médecin, bien que les formulations spécifiques les plus adaptées soient encore en cours de détermination.
- Au-delà de la constipation, **il n'existe pas suffisamment de preuves** pour fournir des recommandations spécifiques concernant les probiotiques comme traitement des autres symptômes de la maladie de Parkinson.
- Parlez toujours à un professionnel de la santé qualifié avant de commencer à prendre des probiotiques.

Inconvénients et considérations concernant les probiotiques (basés sur les avis courants) :

- Généralement considéré comme sûr : Cependant, certaines préoccupations potentielles incluent :
  - Certaines espèces probiotiques *peuvent* inactiver la lévodopa (des recherches supplémentaires sont nécessaires).
  - Les probiotiques *peuvent* exacerber le SIBO (prolifération bactérienne de l'intestin grêle) chez certaines personnes atteintes de la maladie de Parkinson.
  - On ne sait pas quelles souches spécifiques sont les plus efficaces.
- Les essais cliniques menés sur l'homme concernant la constipation dans la maladie de Parkinson n'ont généralement **pas signalé d'effets secondaires graves.**
- **En résumé :** discutez avec votre professionnel de la santé avant de prendre des probiotiques.

Obtenir des probiotiques grâce à l'alimentation :
Outre les suppléments, vous pouvez également obtenir des probiotiques à partir d'aliments fermentés comme le yaourt avec des cultures actives vivantes, le kéfir, la choucroute, le kimchi, le kombucha, le miso et le tempeh.

Remarque sur les autres compléments alimentaires et « remèdes »

Face à une maladie chronique, il est naturel d'explorer toutes les options. Le monde des compléments alimentaires est vaste.

Huile de coco :
Certaines personnes utilisent l'huile de coco pour soulager les symptômes de la maladie de Parkinson, pensant que ses triglycérides à chaîne moyenne pourraient améliorer la fonction cérébrale ou aider à soulager les tremblements, les douleurs musculaires et la constipation.

- **État de la recherche (compréhension générale) :**
    - Il s'agit d'un **domaine exploratoire.**
    - Il n'existe **aucune preuve solide** issue d'essais cliniques sur l'homme prouvant que l'huile de coco traite efficacement les symptômes de la maladie de Parkinson ou ralentit sa progression.
    - Des études animales suggèrent qu'il *pourrait* améliorer les profils lipidiques et les défenses antioxydantes. Les rapports anecdotiques varient.
- **Formes et utilisation :** Si vous envisagez de le faire, commencez par de petites quantités (par exemple, 1 cuillère à café d'huile de coco vierge pressée à froid par jour).

- **Risques et complications (avertissements importants) :**
    - **Très riche en graisses saturées.** Un risque pour les personnes souffrant d'hypertension artérielle, de maladies cardiaques ou d'hypercholestérolémie.
    - Peut entraîner **une prise de poids.**
    - Peut provoquer **des troubles digestifs.**
    - **Consultez votre professionnel de la santé avant utilisation.**
    - **Ce n'est PAS un substitut aux médicaments sur ordonnance.**
- **En résumé :** il y a peu de risques pour certains en tant qu'approche complémentaire si elle est discutée avec un médecin, mais elle ne doit pas remplacer les médicaments prescrits.

Conseils généraux sur les suppléments :
- **L'alimentation d'abord :** essayez d'obtenir vos nutriments principalement à partir d'une alimentation équilibrée.
- **Pas de solution miracle :** Actuellement, aucun complément n'est recommandé pour *traiter* définitivement les symptômes de la maladie de Parkinson. Les recherches sur la CoQ10 et l'huile de poisson pour ralentir la progression sont mitigées.
- **Parlez-en à votre médecin :** c'est primordial. Les compléments alimentaires peuvent interagir avec les médicaments ou avoir des effets secondaires.

- **Méfiez-vous des allégations :** soyez sceptique à l'égard des produits qui font des allégations dramatiques.
- **La qualité est importante :** si votre médecin juge qu'un supplément est approprié, choisissez des marques réputées.

Mettre tout cela ensemble : votre stratégie nutritionnelle

Comme nous l'avons vu, même s'il n'existe pas de « régime Parkinson » unique, une approche nutritionnelle réfléchie et complète peut être un allié puissant pour gérer vos symptômes et soutenir votre santé globale.

Points clés à retenir pour votre stratégie nutritionnelle :

1. **Privilégiez les aliments entiers et non transformés :** construisez vos repas autour de fruits, de légumes, de céréales complètes, de protéines maigres et de graisses saines.
2. **Augmentez votre apport en antioxydants :** « Mangez l'arc-en-ciel » avec beaucoup de fruits et légumes colorés, de noix et de graines.
3. **Inclure des acides gras oméga-3 :** incorporer des poissons gras ou des sources végétales comme les graines de lin et de chia.
4. **Privilégiez les fibres et les liquides :** essentiels pour gérer la constipation.
5. **Soyez attentif aux protéines et à la lévodopa :** discutez du moment avec votre médecin si vous remarquez des interactions.

6. **Limitez les aliments transformés, les graisses saturées excessives et les sucres ajoutés.**
7. **Envisagez des régimes alimentaires bénéfiques :** les régimes méditerranéen et MIND sont reconnus pour la santé cérébrale. Abordez les régimes plus restrictifs comme le cétogène avec prudence et sous surveillance médicale.
8. **Relever les défis alimentaires :** Si vous avez des difficultés à mâcher ou à avaler, demandez l'aide d'un orthophoniste et explorez les ustensiles adaptés.
9. **Favoriser la santé intestinale :** une alimentation riche en fibres et potentiellement probiotiques peut être bénéfique. Discutez des compléments probiotiques avec votre médecin.
10. **Approchez les suppléments avec prudence :** consultez toujours votre professionnel de la santé avant de prendre des suppléments.
11. **Restez hydraté et actif :** ces facteurs de style de vie complètent vos efforts nutritionnels.

N'oubliez pas que vos besoins nutritionnels et la réaction de votre corps à certains aliments peuvent être uniques. Collaborer avec votre équipe soignante, y compris un diététicien si possible, peut vous aider à élaborer un plan nutritionnel personnalisé qui vous accompagnera au mieux dans votre parcours avec la maladie de Parkinson. Ce chapitre vise à vous fournir les connaissances nécessaires pour poser des questions éclairées et faire des choix alimentaires éclairés.

CHAPITRE 5

La maladie de Parkinson de A à Z : une FAQ détaillée

Bienvenue au chapitre 5. Tout au long de ce guide, nous avons exploré ensemble les complexités de la maladie de Parkinson. Au chapitre 1, nous avons décrypté la maladie en examinant ses symptômes, ses effets sur le cerveau, son diagnostic et son traitement. Le chapitre 2 nous a aidés à démêler le vrai du faux en démystifiant les idées reçues. Au chapitre 3, nous avons exploré comment des approches naturelles et complémentaires, comme l'exercice physique et les thérapies psychocorporelles, peuvent contribuer à votre bien-être. Et au chapitre 4, nous avons approfondi le rôle essentiel de l'alimentation pour « alimenter votre combat ».

Dans ce chapitre, nous souhaitons répondre à de nombreuses questions pratiques, personnelles et parfois complexes qui se posent souvent lorsque vous ou un proche êtes atteint de la maladie de Parkinson. Considérez-le comme une FAQ complète, où nous abordons un large éventail de sujets, de la gestion du quotidien et des relations à la gestion des soins de santé et à la planification de l'avenir.

Les questions et réponses qui suivent sont détaillées et s'appuient sur les informations abordées dans les chapitres précédents, tout en intégrant des réflexions sur les préoccupations courantes exprimées par la communauté Parkinson. Notre objectif est de vous fournir des informations claires, compréhensibles et enrichissantes.

Comme toujours, n'oubliez pas que le contenu de ce guide, y compris cette FAQ, est fourni à titre informatif uniquement et ne saurait remplacer les conseils personnalisés que vous recevez de votre neurologue, de votre médecin traitant ou d'autres professionnels de santé. Ils sont vos principaux partenaires de soins.

Explorons certaines des questions clés que vous pourriez avoir.

Section 1 : Naviguer dans la vie quotidienne, les émotions et les relations

Vivre avec la maladie de Parkinson entraîne des changements non seulement sur le plan physique, mais aussi sur le plan émotionnel et relationnel. Cette section aborde des questions fréquentes sur la gestion de l'impact émotionnel, le maintien de l'intimité et l'entretien des liens avec ses proches.

Thème : Gérer différents sentiments et émotions

Q1 : Il est courant de se sentir dépassé, triste ou anxieux après un diagnostic de maladie de Parkinson ou à mesure que la maladie progresse. Comment puis-je gérer ces émotions difficiles ?

R : Il est tout à fait normal et compréhensible de ressentir une grande variété d'émotions fortes face à un diagnostic de maladie de Parkinson ou aux défis persistants qui en découlent.

Vous pouvez ressentir le choc, le déni, la colère, la tristesse, la peur, la frustration ou l'anxiété, parfois simultanément ou à des moments différents. Ces sentiments peuvent fluctuer. Reconnaître la validité de ces émotions est la première étape importante pour y faire face. Voici quelques stratégies détaillées qui peuvent vous aider à gérer ce paysage émotionnel :

- **Accordez-vous le temps de faire votre deuil et de vous épanouir :** Le diagnostic d'une maladie chronique et évolutive comme la maladie de Parkinson implique souvent un processus de deuil. Vous pourriez être en deuil de la perte de votre santé antérieure, de l'altération de vos capacités, de vos projets d'avenir ou d'une perte générale de certitude. C'est une réaction humaine naturelle. Accordez-vous le temps et la permission de ressentir ces émotions sans jugement. Tenter de les refouler peut souvent les aggraver à long terme.
- **Informez-vous minutieusement :** La connaissance peut être un puissant antidote à la peur et à l'anxiété. Plus vous comprendrez la maladie de Parkinson – ses symptômes (moteurs et non moteurs, détaillés au chapitre 1), les changements cérébraux sous-jacents, les options de traitement actuelles (chapitre 1) et les stratégies de prise en charge (chapitres 3 et 4) – mieux vous vous sentirez préparé. Ce guide est un point de départ, mais consultez également des organisations réputées comme la Fondation Parkinson ou l'Association américaine de la maladie de Parkinson (APDA) pour obtenir des informations fiables. Comprendre à quoi s'attendre peut contribuer à

démystifier la maladie et à renforcer votre sentiment d'autonomie.

- **Construisez un réseau de soutien émotionnel solide :** vous n'êtes pas obligé d'affronter seul la maladie de Parkinson.
  - **Parlez à vos proches :** Partagez ouvertement vos sentiments, vos craintes et vos besoins avec votre famille et vos amis proches. Ils souhaitent vous soutenir, mais ne sauront peut-être pas comment vous y prendre si vous ne communiquez pas avec eux. Expliquez ce que vous vivez, les symptômes visibles et invisibles.
  - **Rejoignez un groupe de soutien pour la maladie de Parkinson :** Comme nous l'avons évoqué au chapitre 3, ces groupes peuvent être extrêmement bénéfiques. Être en contact avec d'autres personnes atteintes de la maladie de Parkinson procure un sentiment unique de compréhension, de soutien et de camaraderie. Vous pouvez partager vos expériences, échanger des conseils pratiques pour faire face à la maladie, découvrir les ressources locales et prendre conscience de votre appartenance à une communauté plus large. De nombreux groupes de soutien accueillent également les aidants et les membres de la famille.
  - **Consultez un professionnel de santé ou suivez une thérapie :** un psychologue, un psychiatre, un travailleur social clinicien ou un conseiller agréé

peuvent vous apporter un soutien précieux. Ils peuvent vous aider à :
- Traitez les émotions complexes liées à votre diagnostic et à son impact.
- Développer des stratégies d'adaptation efficaces au stress, à l'anxiété et à la tristesse.
- Traitez les symptômes de dépression clinique ou de troubles anxieux, qui sont fréquents dans la maladie de Parkinson.
- Des techniques comme la thérapie cognitivo-comportementale (TCC) peuvent vous aider à identifier et à modifier les schémas de pensée négatifs, tandis que la thérapie d'acceptation et d'engagement (ACT) peut vous aider à trouver des moyens de vivre une vie pleine de sens malgré les défis.

- **Pratiquez des pratiques psychocorporelles :** Au chapitre 3, nous avons détaillé diverses thérapies psychocorporelles qui peuvent améliorer significativement le bien-être émotionnel. N'hésitez pas à explorer :
    - **Méditation :** Des pratiques comme la méditation de pleine conscience peuvent vous aider à devenir plus conscient de vos pensées et de vos sentiments sans être submergé par eux, favorisant ainsi un sentiment de calme.
    - **Pleine conscience :** Apporter une conscience sans jugement à vos expériences du moment présent

peut réduire le stress et améliorer votre capacité à faire face aux sensations ou aux émotions difficiles.
  - **Yoga et Tai Chi :** Ces pratiques combinent des mouvements doux avec un travail sur la respiration et la pleine conscience, ce qui peut réduire l'anxiété, améliorer l'humeur et renforcer la conscience corporelle.
  - **Exercices de respiration profonde :** des techniques de respiration simples et ciblées peuvent être utilisées à tout moment et en tout lieu pour réduire rapidement les sentiments aigus de stress ou d'anxiété.
- **Restez physiquement et mentalement actif :**
  - **Faites de l'exercice régulièrement :** L'importance de l'exercice pour la santé physique et mentale des personnes atteintes de la maladie de Parkinson ne saurait être surestimée (voir chapitre 3). L'activité physique libère des endorphines, qui ont des effets positifs sur l'humeur et peuvent réduire le stress et l'anxiété.
  - **Poursuivez vos loisirs et centres d'intérêt :** Continuez à pratiquer des activités qui vous apportent joie, sens et accomplissement. Cela contribue à maintenir un sentiment de normalité et offre des exutoires positifs. Si vos anciens loisirs deviennent difficiles, explorez-en de nouveaux plus adaptables.
- **Concentrez-vous sur ce que vous *pouvez* contrôler :** La maladie de Parkinson peut entraîner un sentiment de

perte de contrôle. Pour y remédier, concentrez-vous sur les aspects de votre vie et de votre maladie que vous *pouvez* influencer. Cela inclut le respect de votre plan de traitement, l'adoption de saines habitudes de vie (comme indiqué au chapitre 4 concernant la nutrition), la gestion de votre environnement et le choix de votre attitude et de vos réactions.

- **Faites preuve d'autocompassion et fixez-vous des objectifs réalistes :** Vivre avec la maladie de Parkinson est un marathon, pas un sprint. Il y aura des jours heureux et des jours difficiles. Soyez bienveillant envers vous-même. Reconnaissez vos efforts et vos réussites, aussi minimes soient-ils. Il est normal d'avoir des limites et de demander de l'aide quand on en a besoin. Évitez de vous comparer aux autres ou à ce que vous étiez avant.
- **Cultiver et garder espoir :** Bien que la maladie de Parkinson soit progressive, il est essentiel de garder à l'esprit que les traitements s'améliorent constamment et que la recherche est très active pour trouver de meilleures thérapies et, à terme, un remède. De nombreuses personnes atteintes de la maladie de Parkinson mènent une vie épanouissante et active pendant de nombreuses années. Privilégiez le bien-être au moment présent tout en gardant espoir pour l'avenir.

Si des sentiments de tristesse, d'anxiété ou de désespoir persistent, perturbent considérablement votre quotidien, ou si vous avez des pensées autodestructrices, il est absolument essentiel d'en parler immédiatement à votre médecin ou à un professionnel de la santé mentale. Il pourrait s'agir de signes de dépression clinique ou de trouble anxieux, deux affections médicales traitables souvent liées aux modifications cérébrales de la maladie de Parkinson (comme indiqué au chapitre 1).

Q2 : Comment la maladie de Parkinson peut-elle affecter l'humeur et que peut-on faire contre la dépression ou l'anxiété si elles se développent ?

R : Les sautes d'humeur, notamment **la dépression et l'anxiété**, sont des symptômes non moteurs très fréquents de la maladie de Parkinson, comme nous l'avons souligné au chapitre 1. On estime que jusqu'à 50 % ou plus des personnes atteintes de la maladie de Parkinson peuvent souffrir de dépression clinique à un moment donné de leur maladie, et les troubles anxieux sont également très répandus, touchant une proportion similaire. Il est essentiel de comprendre que ces sautes d'humeur ne sont pas **simplement une réaction psychologique** au stress lié à une maladie chronique ; elles peuvent aussi être une **conséquence directe des modifications neurochimiques sous-jacentes** du cerveau dues à la maladie de Parkinson elle-même.

- **Comment la maladie de Parkinson affecte directement et indirectement l'humeur :**
    - **Modifications neurochimiques :** La maladie de Parkinson se caractérise principalement par la perte de dopamine, un neurotransmetteur essentiel au mouvement, à la motivation et aux sensations de plaisir et de récompense. Cependant, la

maladie affecte également d'autres neurotransmetteurs clés, notamment :

- **Sérotonine :** joue un rôle majeur dans la régulation de l'humeur, du sommeil et de l'appétit. Une baisse du taux de sérotonine est fortement liée à la dépression et à l'anxiété.
- **Norépinéphrine (noradrénaline) :** Intervient dans la réponse au stress, l'attention et l'humeur. Des déséquilibres peuvent contribuer à l'anxiété et à la fatigue.

  La perturbation de ces systèmes de messagers chimiques peut directement entraîner le développement de symptômes dépressifs et anxieux.

- **Réaction psychologique à la maladie :** Le diagnostic de la maladie de Parkinson, la nature progressive des symptômes, l'impact sur le fonctionnement quotidien, l'indépendance, les rôles sociaux et les inquiétudes concernant l'avenir peuvent naturellement conduire à des sentiments de tristesse, d'inquiétude, de peur et de frustration, qui peuvent évoluer vers une dépression clinique ou une anxiété.
- **Impact des symptômes physiques :** Vivre avec des symptômes moteurs chroniques (tremblements, raideur, ralentissement, troubles de l'équilibre), des douleurs, de la fatigue et des troubles du sommeil peut contribuer

significativement à une baisse de moral et à une augmentation de l'anxiété. Par exemple, la peur de tomber peut entraîner de l'anxiété et un repli sur soi.
- **Effets secondaires des médicaments :** Bien que moins fréquents, certains médicaments utilisés pour la maladie de Parkinson ou d'autres affections peuvent parfois avoir des effets secondaires affectant l'humeur. À l'inverse, certains médicaments contre la maladie de Parkinson peuvent initialement améliorer l'humeur grâce à leurs effets dopaminergiques.

- **Reconnaître la dépression dans le contexte de la maladie de Parkinson :**

Les symptômes de la dépression peuvent parfois se superposer à ceux d'autres symptômes de la maladie de Parkinson, voire être masqués par ceux-ci, d'où l'importance de la vigilance. Les principaux signes de dépression sont :
- Sentiments persistants de tristesse, de vide, de désespoir ou de pessimisme.
- Perte marquée d'intérêt ou de plaisir dans des activités qui étaient autrefois agréables (anhédonie).
- Changements importants de l'appétit entraînant une perte ou une prise de poids (non attribuables à d'autres symptômes de la maladie de Parkinson comme des problèmes de déglutition).
- Troubles du sommeil – soit insomnie (difficulté à dormir) soit hypersomnie (trop dormir).

- Fatigue généralisée ou perte d'énergie plus profonde que la fatigue typique liée à la maladie de Parkinson.
- Sentiments d'inutilité, de culpabilité excessive ou d'auto-accusation.
- Difficulté à penser, à se concentrer, à se souvenir des détails ou à prendre des décisions (qui peuvent se chevaucher avec les changements cognitifs liés à la maladie de Parkinson, mais qui sont souvent davantage liés à l'humeur dans la dépression).
- Agitation, nervosité ou irritabilité accrues ; ou au contraire, ralentissement psychomoteur notable (mouvements et parole très lents).
- Pensées récurrentes de mort ou de suicide, ou tentatives de suicide. **(Si vous ou une personne de votre entourage ressentez de telles pensées, il s'agit d'une urgence médicale. Consultez immédiatement une ligne d'assistance téléphonique, un professionnel de la santé mentale ou les services d'urgence.)**

- **Reconnaître l'anxiété dans le contexte de la maladie de Parkinson :**

  L'anxiété dans la maladie de Parkinson peut se manifester de diverses manières, notamment :
  - Trouble d'anxiété généralisée (TAG) : inquiétude persistante et excessive concernant divers aspects de la vie, souvent difficile à contrôler.
  - Trouble panique : attaques de panique récurrentes et inattendues – épisodes soudains de peur intense

accompagnés de symptômes physiques tels qu'une accélération du rythme cardiaque, des sueurs, des tremblements, un essoufflement, des douleurs thoraciques, des étourdissements ou la peur de perdre le contrôle ou de mourir.
- Trouble d'anxiété sociale (phobie sociale) : Peur ou anxiété intense face aux situations sociales où l'on pourrait être observé par autrui, ce qui conduit à l'évitement. Ce phénomène peut être exacerbé par la crainte de symptômes visibles du trouble, comme les tremblements.
- Phobies spécifiques : comme la peur de tomber.
- Les symptômes incluent souvent : agitation, nervosité, fatigue rapide, difficultés de concentration, irritabilité, tensions musculaires et troubles du sommeil. Les périodes d'inactivité (lorsque les médicaments ne sont pas efficaces) peuvent souvent déclencher ou aggraver l'anxiété.

- **Que peut-on faire ? (Une approche globale du traitement et de la prise en charge) :**
  La bonne nouvelle est que la dépression et l'anxiété liées à la maladie de Parkinson sont traitables. Une approche multidimensionnelle, combinant souvent plusieurs stratégies, est généralement la plus efficace :

  - **Traitement médical (pharmacothérapie) :**
    - Médicaments antidépresseurs :
      - **ISRS (Inhibiteurs Sélectifs de la Recapture de la Sérotonine) :** Souvent le traitement de première

intention en raison de leur efficacité et de leurs effets secondaires généralement favorables. Exemples : sertraline (Zoloft), citalopram (Celexa), escitalopram (Lexapro) et paroxétine (Paxil).

- **Les IRSN (inhibiteurs de la recapture de la sérotonine et de la noradrénaline)** : tels que la venlafaxine (Effexor XR) et la duloxétine (Cymbalta), peuvent également être très efficaces, en particulier si la douleur est également une composante.
- **Antidépresseurs tricycliques (ATC) : Des** antidépresseurs plus anciens comme la nortriptyline (Pamelor) peuvent être utilisés, mais ils ont souvent plus d'effets secondaires (par exemple, sécheresse de la bouche, constipation, affaiblissement cognitif), ils sont donc utilisés avec plus de prudence, en particulier chez les personnes âgées.
- Il est important de noter que les antidépresseurs peuvent prendre plusieurs semaines pour atteindre leur plein effet.

- **Médicaments anxiolytiques (anxiolytiques) :**
  - **Benzodiazépines :** Des médicaments comme le lorazépam (Ativan) ou le clonazépam (Klonopin) peuvent être efficaces pour soulager à court terme les crises d'anxiété sévères ou les crises de panique. Cependant, leur utilisation à long terme est généralement déconseillée chez les patients atteints de la maladie de Parkinson en raison des risques de sédation, de troubles de l'équilibre (risque accru de chute), de troubles cognitifs, de dépendance et de symptômes de sevrage.
  - **Buspirone (BuSpar) :** un anxiolytique non benzodiazépine qui peut être utile contre l'anxiété généralisée et présente moins de risques de dépendance.
- **Optimisation des médicaments contre la maladie de Parkinson :** Parfois, des symptômes moteurs mal contrôlés ou des périodes d'arrêt prolongées peuvent exacerber l'anxiété ou la déprime. Votre neurologue peut ajuster vos médicaments contre la maladie de Parkinson (par exemple, en optimisant la posologie de lévodopa ou en ajoutant d'autres

médicaments contre la maladie de Parkinson) pour stabiliser la fonction motrice, ce qui peut indirectement améliorer l'humeur.
- **Thérapies psychologiques (psychothérapie/conseil) :** Elles sont très efficaces, souvent associées à des médicaments :
    - **Thérapie cognitivo-comportementale (TCC) :** Elle vous aide à identifier, remettre en question et modifier les schémas de pensée et les comportements négatifs ou inutiles qui contribuent à la dépression et à l'anxiété. Elle enseigne également des techniques d'adaptation pratiques.
    - **Thérapie interpersonnelle (TIP) :** se concentre sur l'amélioration des relations interpersonnelles et du fonctionnement social, qui peuvent être affectés par les troubles de l'humeur et les maladies chroniques.
    - **Thérapie d'acceptation et d'engagement (ACT) :** aide les individus à accepter ce qui échappe à leur contrôle personnel et à s'engager dans une action qui améliore et enrichit leur vie.
    - **Psychothérapie de soutien :** offre un espace sûr pour l'expression émotionnelle, la validation et l'orientation.

- **Approches de style de vie (renforçant ce que nous avons discuté dans les chapitres 3 et 4) :**
    - **Exercice physique régulier :** une pierre angulaire de la santé physique et mentale dans la MP.
    - **Pratiques corps-esprit :** le yoga, le tai-chi, la méditation et la pleine conscience sont excellents pour réduire le stress et réguler l'humeur.
    - **Un sommeil adéquat et réparateur :** Il est essentiel de traiter les troubles du sommeil, car un mauvais sommeil a un impact significatif sur l'humeur.
    - **Nutrition équilibrée :** une alimentation saine favorise le bon fonctionnement général du cerveau.
    - **Des liens sociaux solides et des systèmes de soutien :** il est essentiel d'interagir avec les autres et de se sentir soutenu.
- **Soutien des proches :** une communication ouverte, la compréhension et les encouragements de la famille et des amis sont inestimables dans la gestion des troubles de l'humeur.

Il est absolument crucial de discuter de tout symptôme de dépression ou d'anxiété avec votre neurologue ou votre médecin traitant. Il s'agit de véritables pathologies, et non de signes de faiblesse, et des traitements efficaces existent pour améliorer significativement votre bien-être émotionnel et votre qualité de vie globale avec la maladie de Parkinson.

Q3 : Comment puis-je maintenir une relation saine avec mon partenaire et ma famille tout en faisant face aux changements apportés par la maladie de Parkinson ?

R : La maladie de Parkinson ne touche pas seulement la personne diagnostiquée ; elle impacte profondément l'ensemble de la famille et peut engendrer des tensions nouvelles et évolutives, même pour les relations les plus solides. S'adapter à une vie avec une maladie chronique et évolutive exige un effort concerté de la part de toutes les personnes concernées. Le maintien de relations saines repose sur une communication ouverte, une compréhension mutuelle, de l'empathie, de la patience, de la flexibilité et une volonté commune de gérer ensemble les changements.

- **La Fondation : Une communication ouverte, honnête et continue :**
  - **Partagez vos expériences et vos sentiments (personne atteinte de la maladie de Parkinson)** : Il est essentiel de communiquer ouvertement avec votre partenaire et votre famille sur vos sentiments, non seulement physiques (symptômes, fatigue, douleur), mais aussi émotionnels (peurs, frustrations, tristesse, espoirs). Ne présumez pas qu'ils comprennent intuitivement ce que vous vivez ou ce dont vous avez besoin. Utilisez des phrases à la première personne (par exemple, « Je me sens frustré(e) de ne pas pouvoir… ») pour vous exprimer sans culpabiliser.

- o **Encouragez vos proches à partager leurs sentiments (famille/partenaire) :** Créez un espace sûr et sans jugement pour que votre partenaire et les membres de votre famille puissent exprimer leurs émotions, leurs inquiétudes et même leurs frustrations. Ils vivent eux aussi ce cheminement et s'adaptent à de nouvelles réalités. Leurs sentiments sont également légitimes.
- o **Discutez régulièrement des changements, des besoins et des attentes :** La maladie de Parkinson est évolutive, ce qui signifie que les besoins et les capacités évoluent avec le temps. Les rôles et les responsabilités au sein de la famille peuvent devoir être modifiés. Organisez des entretiens réguliers pour discuter de ces changements, anticiper les besoins futurs et décider ensemble comment les gérer et se soutenir mutuellement. Cette approche proactive peut éviter l'accumulation de malentendus et de ressentiments.
- o **Pratiquez l'écoute active et empathique :** lorsque vos proches parlent, efforcez-vous d'écouter attentivement afin de comprendre leur point de vue et leurs sentiments, même s'ils sont difficiles à entendre ou différents des vôtres. Réfléchissez à ce que vous entendez pour vous assurer de bien comprendre.

- **Éduquez votre famille ensemble :**

- Aidez votre partenaire et les autres membres de votre famille à mieux comprendre la maladie de Parkinson. Comprendre ses divers symptômes (moteurs et les symptômes non moteurs, souvent moins visibles, détaillés au chapitre 1), la nature de son évolution, les options de traitement et les complications potentielles peut favoriser une plus grande empathie, une plus grande patience et un soutien plus efficace. Vous pouvez partager des ressources comme ce guide, participer ensemble à des séminaires éducatifs ou orienter votre partenaire vers des associations reconnues pour la maladie de Parkinson.
- Expliquez la nature fluctuante des symptômes de la maladie de Parkinson. Certains jours, vous pouvez avoir plus d'énergie et moins de symptômes, tandis que d'autres peuvent être plus difficiles. Cette variabilité fait partie intégrante de la maladie et ne reflète ni l'effort ni la volonté.

- **Maintenir et adapter les rôles et les routines :**
  - Bien que certains ajustements soient inévitables, efforcez-vous de conserver vos rôles habituels au sein de la famille (par exemple, conjoint, parent, grand-parent, contributeur aux tâches ménagères) autant que vous le pouvez et le souhaitez. Cela contribue à préserver votre identité, votre raison d'être et vos liens.
  - Recherchez des moyens créatifs d'adapter les tâches ou de trouver de nouvelles façons de contribuer et de participer à la vie de famille,

même si les méthodes précédentes ne sont plus viables. Concentrez-vous sur les capacités plutôt que sur les handicaps.

- **Considérations spécifiques pour le partenaire/aidant :**
    - **Reconnaître et répondre à ses propres besoins (partenaire de soins) :** Prendre soin d'une personne atteinte d'une maladie chronique est un rôle extrêmement exigeant, tant physiquement qu'émotionnellement. Il est absolument crucial pour les partenaires de soins de privilégier leur propre bien-être afin de prévenir l'épuisement professionnel. Cela implique de rechercher un soutien émotionnel, de consacrer du temps à ses loisirs et à ses relations sociales, de se reposer suffisamment et de ne pas hésiter à demander de l'aide à d'autres membres de la famille, à des amis ou à des services de répit professionnels.
    - **S'efforcer de maintenir la dynamique relationnelle :** Même si des tâches d'aidant peuvent s'avérer nécessaires, s'efforcer de préserver la relation fondamentale (par exemple, en tant que conjoints ou partenaires) au-delà de la relation patient-aidant. Consacrer du temps à des activités communes, des conversations et des moments d'intimité qui ne soient pas uniquement centrés sur la maladie.
    - **Reconnaître et gérer la tension et l'épuisement professionnel des aidants :** Les symptômes peuvent inclure une fatigue chronique, de

l'irritabilité, un repli sur soi, des troubles du sommeil ou de l'appétit, du ressentiment ou une détérioration de la santé physique. Si ces symptômes surviennent, sollicitez le soutien de groupes de soutien pour aidants, d'un thérapeute ou de votre médecin.

- **S'adapter en équipe et favoriser la résilience :**
  - **Faites preuve de souplesse et de patience :** la maladie de Parkinson peut être imprévisible. Apprenez à être flexible dans vos plans et vos routines. Cultivez la patience les uns envers les autres, car les tâches peuvent prendre plus de temps ou exiger plus d'efforts.
  - **Devenez une équipe de résolution de problèmes :** lorsque des difficultés surviennent (par exemple, un nouveau symptôme, une difficulté dans une tâche quotidienne), abordez-les comme un problème à résoudre ensemble. Réfléchissez à des solutions, essayez différentes approches et impliquez des professionnels de la santé ou des thérapeutes, au besoin.
  - **Concentrez-vous sur les points forts et les joies partagées :** concentrez-vous consciemment sur les capacités qui restent, les points forts de votre relation et de votre famille, et les activités que vous pouvez encore pratiquer ensemble, même si elles doivent être modifiées.
  - **Maintenez des activités, des rituels et des centres d'intérêt communs :** continuez à vous adonner à des loisirs, à des traditions et à des

sorties sociales qui vous apportent de la joie en couple ou en famille. Cela contribue à maintenir un sentiment de normalité et de connexion.
  - **Humour :** Bien que la maladie de Parkinson soit une maladie grave, trouver des moments de rire et de légèreté peut être un puissant mécanisme d'adaptation et un moyen de renforcer les relations.

- **Recherche d'un soutien professionnel externe :**
  - **Conseil/thérapie de couple ou de famille :** un thérapeute expérimenté dans le travail avec des familles confrontées à une maladie chronique peut fournir un espace neutre pour améliorer la communication, gérer les changements de rôle, résoudre les conflits et aider l'ensemble de la cellule familiale à s'adapter et à faire face plus efficacement.
  - **Groupes de soutien pour les partenaires de soins et les familles :** Ces groupes offrent un soutien par les pairs inestimable, des conseils pratiques et un sentiment de communauté à ceux qui soutiennent un être cher atteint de la maladie de Parkinson.

Construire et entretenir des relations saines dans le contexte de la maladie de Parkinson est un processus continu qui exige engagement, efforts et amour de la part de tous. Il s'agit de relever les défis ensemble, de célébrer les bons moments et de s'adapter continuellement pour trouver de nouvelles façons de se connecter et de se soutenir mutuellement.

Thème : Intimité et problèmes liés au sexe

Q4 : Comment la maladie de Parkinson peut-elle affecter l'intimité et la santé sexuelle, et que peut-on faire pour relever ces défis ?

R : Il s'agit d'un sujet très important et souvent sensible auquel sont confrontés de nombreuses personnes atteintes de la maladie de Parkinson et leurs partenaires. En effet, la maladie de Parkinson peut affecter la santé sexuelle et l'intimité de diverses manières, en raison d'une combinaison de symptômes moteurs et non moteurs, des effets secondaires des médicaments et de l'impact émotionnel de la maladie chronique. C'est une préoccupation courante, mais souvent réticente à en parler. Une communication ouverte avec votre partenaire et votre professionnel de santé est absolument essentielle pour aborder ces questions et trouver des moyens de maintenir une vie intime épanouissante.

- **Comment la maladie de Parkinson peut affecter la santé sexuelle et l'intimité :**
    - **Impact direct des symptômes moteurs :**
        - **Bradykinésie (lenteur des mouvements) et rigidité (raideur) :** Ces symptômes caractéristiques (abordés au chapitre 1) peuvent rendre les mouvements physiques pendant l'activité sexuelle difficiles, gênants, douloureux ou fatigants. La spontanéité peut être un défi.

- **Tremblements :** Bien que souvent moins intrusifs lors d'un mouvement intentionnel, les tremblements peuvent être présents et provoquer une gêne ou une gêne physique chez l'un ou l'autre des partenaires.
- **Fatigue :** La fatigue profonde fréquente dans la maladie de Parkinson peut réduire considérablement les niveaux d'énergie et la libido (désir sexuel).
- **Douleur :** La douleur musculo-squelettique due à la rigidité, à la dystonie (contractions musculaires prolongées) ou à d'autres sources peut rendre l'activité sexuelle inconfortable ou conduire à l'évitement.
- **Problèmes d'équilibre :** les préoccupations concernant l'équilibre peuvent créer de l'anxiété autour du mouvement pendant l'intimité.

○ **Impact des symptômes non moteurs :**

- **Dépression et anxiété :** Ces troubles de l'humeur, très fréquents chez les personnes atteintes de la maladie de Parkinson, sont les principaux responsables de la baisse de la libido et de l'intérêt général pour le sexe. Se sentir triste, désespéré ou constamment inquiet nuit à l'intimité.
- **Dysfonctionnement autonome :** Comme détaillé au chapitre 1, le système nerveux autonome contrôle de nombreuses

fonctions corporelles involontaires, dont la réponse sexuelle. Ce dysfonctionnement peut entraîner :

- **Dysfonction érectile (DE) chez l'homme :** difficulté à obtenir ou à maintenir une érection suffisante pour une activité sexuelle satisfaisante. Il s'agit d'une préoccupation fréquente.
- **Sécheresse vaginale chez la femme :** peut rendre les rapports sexuels inconfortables ou douloureux (dyspareunie).
- **Difficulté à atteindre l'orgasme (anorgasmie) ou changements dans l'intensité orgasmique chez les hommes et les femmes.**
- **Sensation génitale réduite.**

- **Problèmes d'image corporelle :** les changements d'apparence physique (par exemple, posture voûtée, visage masqué) ou de capacités dus à la maladie de Parkinson peuvent parfois entraîner une gêne, une diminution de la confiance en soi et une image corporelle négative, ce qui peut avoir un impact sur le désir et la volonté d'être intime.
- **Troubles du sommeil :** Un mauvais sommeil peut exacerber la fatigue et réduire l'énergie nécessaire à l'intimité.

- **Changements cognitifs :** Bien qu'il ne s'agisse pas toujours d'un obstacle direct, une déficience cognitive importante pourrait affecter la compréhension, la communication ou l'initiation liée à l'intimité.
- **Effets secondaires des médicaments :**
  - Certains médicaments contre la maladie de Parkinson, notamment certains **agonistes dopaminergiques**, peuvent, chez certains individus, entraîner une **hypersexualité** (une libido anormalement accrue et souvent problématique) ou d'autres troubles du contrôle des impulsions (comme les achats compulsifs ou les jeux d'argent). Il s'agit d'un effet secondaire grave qui nécessite une consultation immédiate avec un neurologue, car un ajustement médicamenteux est souvent nécessaire.
  - À l'inverse, d'autres médicaments, y compris certains **antidépresseurs** (en particulier les ISRS) utilisés pour traiter les symptômes de l'humeur dans la maladie de Parkinson, peuvent avoir des effets secondaires qui diminuent la libido, provoquent un dysfonctionnement érectile ou retardent/inhibent l'orgasme.
  - Certains médicaments contre l'hypertension ou d'autres médicaments courants peuvent

également avoir un impact sur la fonction sexuelle.

- ○ **Facteurs émotionnels et relationnels :**
    - **Changements de rôles :** Si l'un des partenaires assume de plus en plus le rôle d'aidant, la dynamique de la relation peut s'éloigner de celle des partenaires intimes. La personne atteinte de la maladie de Parkinson peut se sentir comme un patient, et le partenaire de soins peut se sentir davantage comme une infirmière que comme un conjoint.
    - **Difficultés de communication :** L'hésitation, la gêne ou le manque de connaissances sur la manière de discuter des préoccupations sexuelles peuvent créer un obstacle important et conduire à des malentendus ou à des besoins non satisfaits.
    - **Peur de ne pas être à la hauteur ou de décevoir un partenaire :** la personne atteinte de la maladie de Parkinson et son partenaire peuvent tous deux éprouver ces peurs.
    - **Fatigue et stress du soignant :** Les exigences du rôle de soignant peuvent laisser le partenaire de soins épuisé et avec peu d'énergie ou de désir d'intimité.
- **Stratégies pour aborder les problèmes liés au sexe et favoriser l'intimité :**

- Une communication ouverte, honnête et compatissante avec votre partenaire : c'est la pierre angulaire absolue.
    - Parlez de vos désirs, de vos besoins, de vos peurs et de tout inconfort ou limitation physique.
    - Écoutez le point de vue, les besoins et les préoccupations de votre partenaire sans jugement.
    - Rassurez-vous mutuellement de votre amour et de votre engagement.
    - Résolvez les problèmes ensemble. Ce qui fonctionnait auparavant peut nécessiter des adaptations.
- **Parlez à votre médecin/neurologue (et à d'autres spécialistes concernés) :**
    - N'ayez pas honte ; la santé sexuelle est un élément important de votre santé et de votre qualité de vie. Vos médecins sont là pour vous aider.
    - Ils peuvent aider à déterminer si les problèmes sexuels sont directement liés à la maladie de Parkinson, aux effets secondaires des médicaments, à d'autres problèmes médicaux (comme le diabète ou les maladies cardiaques) ou à des facteurs psychologiques.
    - Discuter des traitements pour des problèmes spécifiques :

- **Dysfonction érectile :** les options comprennent les médicaments oraux (par exemple, le sildénafil (Viagra), le tadalafil (Cialis), le vardénafil (Levitra)), les dispositifs d'érection sous vide, les injections péniennes ou les suppositoires.
- **Sécheresse vaginale :** Les lubrifiants à base d'eau en vente libre sont souvent très efficaces. Les crèmes hydratantes vaginales peuvent procurer un soulagement plus durable. Pour certaines femmes ménopausées, un traitement vaginal aux œstrogènes à faible dose (crèmes, anneaux, comprimés) peut être une option, prescrit par un gynécologue.
- Votre médecin peut examiner tous vos médicaments (pour la maladie de Parkinson et d'autres affections) afin d'identifier ceux qui pourraient contribuer aux effets secondaires sexuels et discuter des alternatives potentielles ou des ajustements de dose.

- **Adaptez-vous et soyez créatif :**
  - **Le timing est primordial :** prévoyez des moments d'intimité où les symptômes de la maladie de Parkinson (notamment moteurs) sont mieux contrôlés, souvent lorsque

l'effet du médicament est maximal (période « d'action »). Prévoyez suffisamment de temps pour ne pas vous sentir pressé.

- **Expérimentez différentes positions** : Trouvez des positions confortables, nécessitant moins de mouvements et atténuant les raideurs et les douleurs. L'utilisation d'oreillers pour le soutien (par exemple, sous les hanches, les genoux ou le dos) peut faire toute la différence. Les positions allongées sur le côté sont souvent plus confortables.
- **Redéfinir l'intimité :** N'oubliez pas que l'intimité va bien au-delà des simples rapports sexuels. Concentrez-vous sur d'autres formes d'affection et de connexion physique :
  - Câlins, se tenir la main, s'embrasser, se masser.
  - Les exercices de concentration sensorielle (toucher non génital puis génital sans la pression de la performance) peuvent aider à reconstruire la connexion et le plaisir.
- **Gérer la fatigue :** Reposez-vous avant si nécessaire. Des relations intimes plus courtes et plus fréquentes peuvent être plus faciles à gérer que des relations plus longues.

- **Confort et environnement :** Assurez-vous que la chambre est confortable, chaleureuse et privée.

○ **Gérer efficacement les autres symptômes de la maladie de Parkinson :** Comme indiqué dans les chapitres précédents, gérer efficacement les symptômes moteurs, la douleur, la fatigue, la dépression et l'anxiété par le biais de médicaments, d'exercices (chapitre 3), de nutrition (chapitre 4) et d'autres thérapies peut avoir un impact positif significatif sur vos niveaux d'énergie, votre humeur et donc votre intérêt et votre capacité à vous engager dans l'intimité.

○ **Envisagez une consultation professionnelle ou une thérapie sexuelle :**
- Un thérapeute spécialisé en santé sexuelle ou un conseiller de couple peut offrir un espace sûr pour discuter des préoccupations, améliorer la communication sur le sexe, surmonter les barrières émotionnelles et explorer de nouvelles façons de maintenir l'intimité et la satisfaction sexuelle.

○ **Lubrifiants et autres aides :** Ne sous-estimez pas les aides simples. Comme mentionné précédemment, les lubrifiants à base d'eau sont essentiels en cas de sécheresse vaginale.

Maintenir une intimité et une vie sexuelle épanouissante est un aspect important du bien-être, réalisable pour de nombreux couples atteints de la maladie de Parkinson. Cela exige souvent de la patience, de la créativité, un dialogue ouvert, une volonté d'adaptation et la recherche d'un soutien médical et professionnel approprié si nécessaire. Aborder ces questions de manière proactive peut renforcer votre relation et améliorer votre qualité de vie.

Section 2 : Gestion pratique et navigation dans les soins de santé

Cette section se concentre sur les aspects pratiques de la gestion de la maladie de Parkinson, notamment les considérations financières, la communication efficace avec votre équipe de soins de santé, la compréhension de votre plan de traitement et la gestion de la maladie dans divers environnements.

Thème : Gestion des finances

Q5 : La maladie de Parkinson peut entraîner des difficultés financières inattendues. Quels sont les problèmes financiers les plus courants et comment puis-je les anticiper ou les gérer ?

R : Vous avez raison, une maladie chronique et évolutive comme la maladie de Parkinson peut effectivement entraîner des difficultés financières importantes et souvent inattendues pour les personnes concernées et leur famille. Les coûts peuvent être multiples, englobant des frais médicaux directs ainsi que des coûts indirects comme la perte de revenus. Une planification proactive, une bonne compréhension des ressources disponibles et la recherche de conseils sont essentielles pour mieux gérer ces difficultés financières.

- **Préoccupations et fardeaux financiers courants :**
  - **Frais médicaux directs :**
    - **Médicaments :** Les médicaments contre la maladie de Parkinson, en particulier les formules les plus récentes, les thérapies innovantes (comme Duopa ou les pompes à apomorphine), ou ceux qui ne sont pas entièrement pris en charge par l'assurance maladie, peuvent être très coûteux. Même avec une bonne assurance maladie, les quotes-parts, les franchises et les frais engagés pendant la période de transition (pour la partie D de Medicare) peuvent s'accumuler rapidement.
    - **Visites chez le médecin et consultations spécialisées :** Des rendez-vous réguliers avec des neurologues (idéalement des spécialistes des troubles du mouvement), des médecins de soins primaires et d'autres spécialistes tels que des physiothérapeutes, des ergothérapeutes, des orthophonistes, des professionnels de la santé mentale, des urologues et des gastro-entérologues sont souvent nécessaires.
    - **Hospitalisations et soins d'urgence :** Les complications de la maladie de Parkinson, telles que les chutes entraînant des

fractures, les infections graves (comme la pneumonie) ou les réactions indésirables aux médicaments, peuvent nécessiter des séjours à l'hôpital ou des visites aux urgences, chacune entraînant des coûts associés.

- **Traitements chirurgicaux :** Les procédures telles que la stimulation cérébrale profonde (SCP) ou les ultrasons focalisés impliquent des coûts substantiels pour la chirurgie elle-même, le dispositif implanté (pour la SCP), le séjour à l'hôpital et les soins de suivi continus et les ajustements de programmation.
- **Thérapies :** Les coûts des séances de physiothérapie, d'ergothérapie et d'orthophonie peuvent s'accumuler et la couverture d'assurance pour ces séances peut être limitée en termes de nombre de séances ou de durée.
- **Appareils fonctionnels et équipement médical durable :** Les dépenses pour des articles tels que des déambulateurs, des fauteuils roulants, des lits spécialisés, des fauteuils élévateurs, des ustensiles adaptatifs (comme indiqué au chapitre 4), des aides à la communication et des modifications de sécurité à domicile (rampes, barres d'appui) peuvent être importantes.

- **Tests de diagnostic :** Bien que pas toujours fréquents après le diagnostic initial, des tests périodiques ou une imagerie peuvent être nécessaires.

- Coûts indirects et perte de revenus :
  - **Capacité réduite au travail ou perte d'emploi (personne atteinte de la maladie de Parkinson) :** À mesure que les symptômes de la maladie de Parkinson progressent, ils peuvent nuire à la capacité d'accomplir les tâches professionnelles, entraînant une réduction des heures de travail, la nécessité de changer d'emploi pour un emploi moins exigeant ou moins rémunéré, voire une incapacité totale de travail. Cela a un impact direct sur les revenus.
  - **Retraite anticipée :** Certaines personnes peuvent être contraintes de prendre leur retraite plus tôt que prévu, ce qui affecte leur épargne-retraite et leurs revenus.
  - **Impact sur l'emploi et le revenu des aidants :** Si un conjoint ou un membre de la famille doit réduire ses heures de travail, prendre un congé sans solde ou cesser complètement de travailler pour fournir des soins, cela entraîne une perte importante de revenu du ménage et potentiellement une perte de ses propres avantages ou de sa progression de carrière.

- **Coûts des soins à domicile et des soins de longue durée :**
  - **Soins à domicile :** à mesure que les besoins augmentent, l'embauche d'aidants professionnels à domicile pour l'aide aux soins personnels, aux tâches ménagères ou à la compagnie peut représenter une dépense permanente importante.
  - **Soins de relève :** Fournir un soulagement temporaire aux principaux soignants comporte également des coûts associés.
  - **Soins en résidence assistée ou en maison de retraite :** Dans les derniers stades de la maladie de Parkinson, si les besoins en soins deviennent trop importants pour être gérés à domicile, le coût des résidences assistées ou des maisons de retraite spécialisées peut être extrêmement élevé et constitue une préoccupation financière majeure pour de nombreuses familles.
- **Complexités de l'assurance :**
  - Naviguer dans les polices d'assurance maladie, comprendre les limites de couverture, gérer les préautorisations, les refus de réclamation et gérer des dépenses importantes à sa charge peut être un processus complexe, long et stressant.
  - Le coût des primes d'assurance maladie peut en soi constituer un fardeau.

- **Coûts de transport :** Des rendez-vous médicaux plus fréquents ou des difficultés à conduire peuvent entraîner une augmentation des frais de transport (par exemple, taxis, services de covoiturage, véhicules adaptés).

- **Stratégies de planification et de gestion financières :**
    - **Comprenez parfaitement votre couverture d'assurance maladie :**
        - **Examinez votre police en détail :** Familiarisez-vous parfaitement avec ce que votre régime spécifique couvre et exclut (par exemple, les médicaments spécifiques, le nombre de visites thérapeutiques, les types d'équipement médical durable, les prestations de soins de santé à domicile, la couverture des soins de longue durée, le cas échéant).
        - **Connaissez vos obligations financières :** comprenez clairement votre franchise annuelle, vos co-paiements pour les visites et les ordonnances, vos pourcentages de coassurance et votre maximum annuel de débours.
        - **Préautorisations et orientations :** Soyez conscient des services, interventions ou médicaments qui nécessitent une autorisation préalable de votre compagnie d'assurance pour être pris en charge. Renseignez-vous sur les règles de votre

régime concernant l'orientation vers des spécialistes.

- **Fournisseurs internes ou externes :** Faire appel à des prestataires de votre réseau d'assurance permet généralement de réduire les frais à votre charge. Comprenez les implications financières si vous choisissez ou devez consulter un prestataire externe.
- **Formulaire de médicaments :** Consultez le formulaire de votre assurance (liste des médicaments couverts) pour connaître la répartition de vos médicaments contre la maladie de Parkinson et le montant de votre quote-part. Discutez des alternatives avec votre médecin si un médicament prescrit n'est pas bien pris en charge.
- **Procédure d'appel :** Familiarisez-vous avec la procédure d'appel d'un refus de réclamation. Conservez une trace précise de toutes vos communications et documents.

○ **Explorez les options permettant de réduire les coûts des médicaments :**
- **Programmes d'aide aux patients (PAP) :** De nombreuses sociétés pharmaceutiques proposent des PAP qui fournissent des médicaments gratuits ou à prix fortement réduits aux personnes admissibles, non assurées ou sous-assurées, et répondant à certains critères de revenus. Votre médecin

ou un travailleur social hospitalier peut vous aider à déposer votre demande.

- **Soutien aux organisations à but non lucratif :** les organisations nationales et locales de lutte contre la maladie de Parkinson (par exemple, la Fondation Parkinson, l'APDA, la Fondation Michael J. Fox) fournissent souvent des ressources, et certaines peuvent proposer des programmes d'aide financière directe ou des subventions pour les médicaments ou d'autres besoins de soins.
- **Médicaments génériques :** Discutez avec votre médecin et votre pharmacien pour savoir si des versions génériques de vos médicaments prescrits sont disponibles et adaptées à votre situation. Les génériques sont généralement beaucoup moins chers que les médicaments de marque.
- **Pharmacies par correspondance :** Certains régimes d'assurance offrent des économies si vous utilisez leur pharmacie par correspondance préférée pour les ordonnances à long terme.
- **Programmes d'aide pharmaceutique de l'État (SPAP) :** certains États ont des programmes pour aider les résidents éligibles à payer les médicaments sur ordonnance.

- Enquêter sur les prestations gouvernementales et les ressources communautaires :
    - **Assurance invalidité de la sécurité sociale (SSDI) :** Si la maladie de Parkinson vous empêche de travailler, vous pourriez avoir droit aux prestations SSDI, à condition d'avoir un historique professionnel suffisant et d'avoir payé des cotisations de sécurité sociale. La maladie de Parkinson est répertoriée comme une affection pouvant donner droit à un traitement accéléré des demandes d'invalidité sous certains critères (allocations de compassion).
    - **Revenu de sécurité supplémentaire (SSI) :** Il s'agit d'un programme fédéral basé sur les besoins, administré par la Social Security Administration, pour les personnes ayant des revenus et des ressources limités, handicapées, aveugles ou âgées de 65 ans ou plus.
    - **Medicare :** Si vous avez 65 ans ou plus, ou si vous avez perçu la SSDI pendant 24 mois, vous êtes généralement admissible à Medicare. Comprenez les différentes parties (A, B, C, D) et ce qu'elles couvrent. Vous pourriez avoir besoin d'une assurance complémentaire (Medigap) ou d'un plan Medicare Advantage (partie C) pour couvrir les frais restants. La partie D de

Medicare couvre les médicaments sur ordonnance.
- **Medicaid :** Il s'agit d'un programme conjoint fédéral et étatique qui aide à couvrir les frais médicaux de certaines personnes aux revenus et ressources limités. Les conditions d'éligibilité à Medicaid varient selon les États. Ce programme peut couvrir des services généralement non couverts par Medicare, comme les soins de longue durée en maison de retraite, si vous remplissez les critères d'éligibilité.
- **Programmes d'État et locaux :** De nombreux États et municipalités locales proposent des programmes d'assistance aux personnes handicapées ou aux personnes âgées, qui peuvent inclure une aide aux soins à domicile, des soins de relève pour les soignants, le transport ou les frais médicaux.
- **Agences régionales sur le vieillissement (AAA) :** ce sont d'excellentes ressources locales pour obtenir des informations sur les services, les prestations et les programmes de soutien destinés aux personnes âgées et aux personnes handicapées.
- **Avantages pour les anciens combattants :** Si vous êtes un ancien combattant, vous

pourriez être admissible à des prestations de soins de santé et d'invalidité par l'intermédiaire du ministère des Anciens Combattants (VA).

- **Planification financière et juridique proactive :**
  - **Créez un budget complet :** suivez tous vos revenus et dépenses pour avoir une image claire de votre situation financière et identifier les domaines dans lesquels des ajustements pourraient être nécessaires.
  - **Consultez un conseiller financier :** Un planificateur financier qualifié, en particulier un planificateur financier expérimenté en planification de l'invalidité ou en planification financière des soins aux personnes âgées (par exemple, un planificateur financier agréé™ ou un consultant agréé en besoins spéciaux™), peut vous aider à évaluer vos besoins financiers à long terme, à élaborer des stratégies de gestion des actifs, à planifier les coûts futurs des soins et à optimiser vos ressources.
  - **Demandez conseil à un avocat :** un avocat spécialisé en droit des personnes âgées ou un avocat spécialisé dans la planification successorale et en matière d'invalidité peut vous apporter une aide précieuse en ce qui concerne :

- **Planification successorale** : s'assurer que votre testament, vos fiducies et vos désignations de bénéficiaires sont à jour.
- **Directives anticipées** : Comme indiqué au chapitre 1 et comme nous le reviendrons plus loin dans ce chapitre, elles comprennent une procuration durable relative aux soins de santé (désignant une personne pour prendre des décisions médicales si vous ne le pouvez pas) et une procuration durable relative aux finances (désignant une personne pour gérer vos affaires financières si vous devenez incapable).
- **Planification des soins de longue durée :** explorer les options et les stratégies de financement des besoins potentiels en matière de soins de longue durée, qui peuvent impliquer une assurance soins de longue durée (si elle est obtenue suffisamment tôt et si cela est possible), une planification Medicaid ou d'autres stratégies de protection des actifs.

○ **Considérations relatives à l'emploi et au lieu de travail :**
  - **Comprendre vos droits en vertu de l'Americans with Disabilities Act**

(ADA) : Si vous travaillez encore, l'ADA interdit la discrimination fondée sur le handicap et oblige les employeurs de 15 employés ou plus à prévoir des « aménagements raisonnables » vous permettant d'exercer les fonctions essentielles de votre poste, à condition que ces aménagements ne constituent pas une contrainte excessive pour l'employeur. Parmi les exemples d'aménagements, on peut citer les horaires de travail modifiés, l'équipement ergonomique ou la réaffectation à un poste vacant.

- **Services de réadaptation professionnelle :** Les organismes publics de réadaptation professionnelle proposent des services pour aider les personnes handicapées à se préparer à l'emploi, à l'obtenir ou à le conserver. Ces services peuvent inclure des conseils, des formations professionnelles, des évaluations d'aides techniques et des services de placement.

○ **Examinez et réduisez les dépenses non essentielles :** Si votre situation financière devient difficile, examinez attentivement vos dépenses discrétionnaires et identifiez les domaines dans lesquels vous pourriez réduire vos dépenses sans affecter de manière significative votre qualité de vie.

- **Faire appel aux services sociaux :** Les travailleurs sociaux des hôpitaux, des cliniques ou des organismes communautaires connaissent souvent très bien les programmes locaux d'aide financière, les prestations gouvernementales et les autres ressources communautaires. Ils peuvent vous conseiller et vous accompagner dans les démarches de demande.
- **Financement participatif et soutien communautaire :** Dans certaines situations, les familles se sont tournées vers des plateformes de financement participatif en ligne ou vers des efforts de collecte de fonds communautaires locaux pour les aider à faire face à des dépenses médicales ou de soins écrasantes, bien qu'il s'agisse d'une décision très personnelle.

Gérer l'impact financier de la maladie de Parkinson est un processus continu qui exige de la diligence, des recherches et une volonté de demander de l'aide. En comprenant vos options, en planifiant proactivement et en accédant aux ressources disponibles, vous pouvez réduire votre stress financier et vous concentrer davantage sur votre santé et votre bien-être.

Sujet : Communiquer avec votre équipe soignante et questions à poser

Une communication efficace avec vos professionnels de santé est essentielle pour une prise en charge optimale de la maladie de Parkinson. Vous êtes un membre clé de votre équipe soignante et votre contribution est précieuse. Être préparé aux rendez-vous et savoir quelles questions poser peut faire une différence significative dans la qualité des soins que vous recevrez et dans votre compréhension de votre maladie.

Q6 : Comment tirer le meilleur parti de mes rendez-vous avec mon neurologue et d'autres professionnels de santé ? Comment dois-je me préparer ?

R : Les rendez-vous médicaux, surtout avec les spécialistes, peuvent souvent sembler précipités, et il est facile d'oublier des questions ou des informations importantes que l'on souhaitait partager. Une bonne préparation peut vous aider à optimiser ce temps précieux et à garantir que vos préoccupations soient prises en compte.

- **Avant votre rendez-vous :**
    - **Tenez un journal des symptômes et des questions :** Dans les jours ou les semaines précédant votre rendez-vous, notez :
        - Tout nouveau symptôme que vous avez ressenti (moteurs et non moteurs – reportez-vous au chapitre 1 pour une liste complète).
        - Changements dans les symptômes existants (amélioration, aggravation, schémas différents).
        - Défis spécifiques auxquels vous faites face dans la vie quotidienne (par exemple, difficulté à s'habiller, chutes, problèmes de sommeil, changements d'humeur).
        - L'efficacité de vos médicaments actuels : contrôlent-ils bien vos symptômes ?

Connaissez-vous des périodes d'essoufflement ou des dyskinésies ?
- Tout effet secondaire que vous soupçonnez pourrait être lié à vos médicaments.
- Toutes vos questions (nous vous en donnerons bientôt de nombreux exemples). Priorisez-les si le temps vous manque.

o **Dressez la liste de tous vos médicaments :** Préparez une liste complète et à jour de TOUS les médicaments que vous prenez, y compris :
- Médicaments sur ordonnance contre la maladie de Parkinson (nom, dosage, fréquence de prise).
- Médicaments sur ordonnance pour d'autres affections.
- Médicaments en vente libre (analgésiques, remèdes contre le rhume, etc.).
- Vitamines, compléments alimentaires à base de plantes et autres thérapies complémentaires (voir chapitres 3 et 4). Le dosage et la fréquence sont également importants.
- Il est souvent utile d'apporter les flacons de médicaments avec vous si vous n'êtes pas sûr.

o **Notez tout changement ou événement de santé récent :** cela inclut toute autre maladie, hospitalisation ou facteur de stress important dans la vie depuis votre dernière visite.

- **Pensez à vous faire accompagner :** un membre de votre famille ou un ami de confiance peut vous apporter son soutien, vous aider à mémoriser des informations, prendre des notes et répondre aux questions que vous pourriez oublier. Il peut également vous faire part de ses observations sur vos symptômes.
- **Clarifiez l'objectif de la visite :** s'agit-il d'un suivi de routine, d'une visite pour discuter d'un problème spécifique ou d'un ajustement de la médication ? Un objectif clair peut aider à orienter la discussion.

- **Pendant votre rendez-vous :**
  - **Soyez honnête et ouvert :** partagez toutes les informations pertinentes, même celles qui vous semblent embarrassantes ou mineures. Votre médecin a besoin d'une vue d'ensemble complète pour vous prodiguer les meilleurs soins.
  - **Consultez vos notes/listes :** ne vous fiez pas uniquement à votre mémoire. Utilisez la liste de symptômes et de questions que vous avez préparée.
  - **Posez d'abord vos questions les plus importantes :** au cas où le temps serait compté.
  - **Prenez des notes ou demandez à votre accompagnant d'en prendre :** il peut être difficile de se souvenir de tout ce qui est dit. Notez les points clés, les changements de médicaments et les instructions. Certaines

personnes trouvent utile de demander à enregistrer la consultation (avec l'autorisation du médecin).
- **N'hésitez pas à demander des éclaircissements :** si vous ne comprenez pas ce que dit votre médecin (termes médicaux, instructions), demandez-lui de vous l'expliquer en termes plus simples. Vous avez le droit de comprendre votre santé et votre traitement. Vous pouvez demander : « Pourriez-vous m'expliquer cela différemment ? » ou « Que signifie ce terme médical ? »
- **Discuter des objectifs et des options de traitement :** Participer à une prise de décision partagée. Comprendre les objectifs de tout nouveau traitement ou changement de médicament, ses bénéfices potentiels, ses risques et ses effets secondaires, ainsi que les alternatives.
- **Confirmer les prochaines étapes :** Avant de partir, assurez-vous de bien comprendre les modifications apportées à votre traitement, les examens à prévoir, les instructions de suivi et la date de votre prochain rendez-vous. Demandez des instructions écrites si cela vous aide.
- **Renseignez-vous sur la communication entre les rendez-vous :** découvrez la meilleure façon de contacter le cabinet de votre médecin si vous avez des questions urgentes ou des problèmes entre les visites programmées (par exemple, portail patient, ligne infirmière).

- **Après votre rendez-vous :**

- **Révisez vos notes :** faites-le peu de temps après le rendez-vous, pendant que la discussion est encore fraîche dans votre esprit.
- **Suivez les instructions :** mettez en œuvre tous les changements de médicaments, planifiez les tests recommandés ou apportez des ajustements au mode de vie comme convenu.
- **Surveillez vos symptômes et votre réponse au traitement :** suivez votre état et notez toute nouvelle question pour votre prochaine visite.

Une communication efficace est une voie à double sens. En participant activement, préparé et impliqué dans vos soins, vous pouvez renforcer votre partenariat avec votre équipe médicale et contribuer significativement à la qualité de vos propres soins.

Sujet : Questions clés pour vos prestataires de soins de santé

Savoir quelles questions poser peut être enrichissant. Voici une liste exhaustive de questions que vous (en tant que personne atteinte de la maladie de Parkinson) ou vos proches/partenaires de soins pourriez envisager de poser à votre neurologue ou à d'autres membres de l'équipe soignante à différentes étapes. Il n'est pas nécessaire de toutes les poser à chaque consultation ; choisissez celles qui correspondent le mieux à votre situation actuelle.

I. Comprendre votre diagnostic et votre pronostic (surtout au début)

1. Pourriez-vous m'expliquer mon diagnostic en termes simples ? De quel type précis de maladie de Parkinson suis-je atteint ? (En référence aux distinctions faites au chapitre 1)
2. Quels ont été les principaux signes et symptômes qui ont conduit à ce diagnostic ?
3. Existe-t-il d'autres conditions qui pourraient être à l'origine de mes symptômes ou qui ont été exclues ?
4. Quelle est l'évolution typique de la maladie de Parkinson ? Quel impact pourrait-elle avoir sur moi au cours des prochaines années ? (Il s'agit d'une question générale, car l'évolution est variable.)
5. Existe-t-il différents sous-types de la maladie de Parkinson et, si oui, dans lequel semble-t-il m'appartenir ?
6. Quel est le rôle de la dopamine dans la maladie de Parkinson et comment est-elle affectée dans mon cerveau ? (Lien vers le chapitre 1).
7. Existe-t-il des tests spécifiques (comme le DaTscan, les tests génétiques) qui ont été effectués ou que vous me recommandez, et que nous diront-ils ?
8. Quel est mon stade Hoehn et Yahr ou mon score MDS-UPDRS actuel, et qu'est-ce que cela signifie en termes pratiques ? (Référence au chapitre 1).
9. Êtes-vous sûr de ce diagnostic ? Un deuxième avis est-il recommandé ?
10. Quelles sont les sources d'information les plus fiables sur la maladie de Parkinson que vous recommandez ?

II. Médicaments et plan de traitement

11. Quels sont les objectifs de mon plan de traitement actuel ? Quels symptômes cherchons-nous à gérer ?
12. Quels médicaments spécifiques me prescrivez-vous et comment chacun d'eux agit-il ?
13. Quelle est la posologie et le calendrier recommandés pour chaque médicament ?
14. Quels sont les effets secondaires potentiels courants de ces médicaments et que dois-je faire si je les ressens ?
15. Y a-t-il des effets secondaires graves ou rares dont je devrais être particulièrement conscient ?
16. Combien de temps faudra-t-il pour que ces médicaments commencent à agir et comment saurons-nous s'ils sont efficaces ?
17. Existe-t-il des interactions entre ces médicaments contre la maladie de Parkinson et d'autres médicaments, suppléments ou aliments que je consomme ? (En référence au chapitre 4 sur la nutrition).
18. Que dois-je faire si j'oublie une dose de mon médicament ?
19. Quand faut-il envisager d'ajuster la posologie ou le type de médicament ? Quels signes faut-il surveiller ?
20. Que sont les périodes de « disparition » et les dyskinésies, et que puis-je faire si je commence à les ressentir ? (Référence au chapitre 1).
21. Existe-t-il de nouveaux médicaments ou de nouvelles approches thérapeutiques à l'horizon qui pourraient être pertinents pour moi à l'avenir ?
22. Quelle est votre approche pour commencer la lévodopa ? Recommandez-vous de la retarder ? (Référence au mythe n° 5 du chapitre 2).

23. Si les médicaments ne soulagent pas suffisamment, quelles sont les prochaines étapes ou les traitements alternatifs (par exemple, stimulation cérébrale profonde, ultrasons focalisés) ? Qui est un bon candidat pour ces traitements ?

III. Gestion des symptômes (moteurs et non moteurs)

24. Quelles stratégies pouvez-vous recommander pour gérer mes symptômes moteurs spécifiques (par exemple, tremblements, raideur, lenteur, problèmes d'équilibre, blocage de la marche) ?
25. Que peut-on faire pour soulager mes symptômes non moteurs, tels que : (Soyez précis)
    - Constipation ? (Référence aux chapitres 1 et 4)
    - Problèmes de sommeil (insomnie, trouble du sommeil paradoxal, jambes sans repos) ? (Référence aux chapitres 1 et 2)
    - Fatigue?
    - Douleur?
    - Dépression ou anxiété ? (Référence aux questions 1 et 2 de ce chapitre)
    - Changements cognitifs (mémoire, attention) ?
    - Difficultés d'élocution ou de déglutition ?
    - Étourdissements en position debout (hypotension orthostatique) ?
    - Perte d'odorat ?
26. Recommandez-vous des types d'exercices spécifiques pour mes symptômes et mon bien-être général ? Devrais-je consulter un kinésithérapeute ? (Voir chapitre 3).

27. L'ergothérapie serait-elle utile pour adapter les tâches quotidiennes et maintenir l'autonomie ?
28. Dois-je consulter un orthophoniste pour des problèmes de voix ou de déglutition ?
29. Comment l'alimentation et la nutrition peuvent-elles contribuer à ma santé avec la maladie de Parkinson ? Existe-t-il des recommandations ou des restrictions alimentaires spécifiques ? (Voir chapitre 4).

IV. Mode de vie, thérapies complémentaires et soutien

30. Quels changements de mode de vie (au-delà du régime alimentaire et de l'exercice) recommandez-vous pour m'aider à bien vivre avec la maladie de Parkinson ?
31. Que pensez-vous des thérapies complémentaires comme le yoga, le tai-chi, le massage ou l'acupuncture pour gérer mes symptômes ? Y en a-t-il que je devrais envisager ou éviter ? (Voir chapitre 3).
32. Existe-t-il des groupes de soutien locaux pour les personnes atteintes de la maladie de Parkinson et leurs familles que vous recommanderiez ?
33. Quelles ressources (par exemple, sites Web, organisations, livres) trouvez-vous les plus utiles pour les patients et les familles ?
34. Comment ma famille et mon partenaire de soins peuvent-ils me soutenir au mieux ? Que devraient-ils savoir ?

V. Planification future et communication

35. À quelle fréquence dois-je avoir des rendez-vous de suivi ?

36. Quels signes ou symptômes justifieraient un appel urgent ou une visite à votre bureau entre les rendez-vous prévus ?
37. À mesure que la maladie progresse, à quels types de changements puis-je m'attendre dans mes capacités ou mes besoins en matière de soins ?
38. Est-il conseillé de discuter de la planification préalable des soins (par exemple, testament biologique, procuration relative aux soins de santé) à ce stade ?
39. Existe-t-il des essais cliniques ou des études de recherche auxquels je pourrais être admissible ou que je devrais envisager ?
40. Qui est la personne la plus à même de contacter dans votre cabinet si j'ai des questions ou des inquiétudes entre deux visites (par exemple, une infirmière, un assistant médical) ? Quel est le meilleur moyen de les joindre ?

Cette liste est un point de départ. Vos questions seront spécifiques à votre situation. L'essentiel est de vous sentir à l'aise pour poser toutes vos questions afin de participer activement et en toute connaissance de cause à vos soins.

CHAPITRE 6

Conclusion : Votre voyage vers l'avant avec connaissance, espoir et action

Nous voici donc arrivés au terme de notre exploration exhaustive de la maladie de Parkinson. Ensemble, nous avons abordé les informations essentielles, de la compréhension de la nature même de la maladie au chapitre 1 : Décrypter la maladie de Parkinson, à la clarification des fausses informations au chapitre 2 : Démêler le vrai du faux. Nous avons ensuite exploré le rôle stimulant des soins personnels proactifs au chapitre 3 : Au-delà de la pharmacie, en examinant comment l'exercice physique et les thérapies psychocorporelles peuvent améliorer significativement votre bien-être. Au chapitre 4 : Alimenter votre combat, nous avons approfondi le lien essentiel entre nutrition et prise en charge de la maladie de Parkinson. Enfin, le chapitre 5 : De A à Z sur la maladie de Parkinson visait à répondre à de nombreuses questions pratiques et personnelles que l'on se pose lorsqu'on vit avec cette maladie.

S'il y a un message essentiel que j'espère que vous retiendrez de ce guide, c'est celui-ci : si un diagnostic de maladie de Parkinson entraîne indéniablement des défis et des changements, il ne s'agit pas d'un arrêt complet. Au contraire, il peut marquer le début d'un nouveau chapitre : un chapitre où les connaissances vous donnent les moyens d'agir, où des stratégies proactives vous soutiennent et où un solide réseau de soutien vous réconforte.

Adopter la compréhension, favoriser l'action

Tout au long de ces pages, nous avons souligné que comprendre la maladie de Parkinson est la première étape vers une prise en charge efficace. Vous avez appris que la maladie de Parkinson est plus qu'un simple tremblement ; c'est une maladie neurologique complexe présentant un large éventail de symptômes moteurs et non moteurs, chacun propre à chaque individu. Vous savez maintenant que, si sa cause exacte reste obscure pour beaucoup, les changements sous-jacents impliquent les cellules productrices de dopamine dans le cerveau et la protéine alpha-synucléine. Cette compréhension contribue à démystifier la maladie, vous permettant, ainsi qu'à vos proches, de l'aborder avec lucidité plutôt que de la laisser s'appréhender.

Mais la connaissance seule n'est qu'une partie de l'équation. Le véritable pouvoir réside dans la mise en pratique de cette compréhension. Vous avez constaté l'importance d'une activité physique régulière et ciblée, non seulement pour maintenir une bonne condition physique, mais aussi pour améliorer l'humeur, améliorer le sommeil et potentiellement offrir des bienfaits neuroprotecteurs. Vous avez exploré comment une approche nutritionnelle réfléchie peut aider à gérer des symptômes comme la constipation, optimiser l'efficacité des médicaments et favoriser la santé cérébrale globale. Vous avez découvert que les thérapies corps-esprit comme le yoga, le tai-chi et la méditation peuvent être de puissants alliés pour réduire le stress et améliorer votre bien-être.

Il ne s'agit pas de stratégies passives ; ce sont des choix actifs que vous pouvez faire chaque jour pour influencer positivement votre parcours avec la maladie de Parkinson. Ils représentent les domaines dans lesquels vous pouvez agir, prendre le contrôle et améliorer concrètement votre qualité de vie.

Vous n'êtes pas seul : le pouvoir de votre équipe

Un autre point essentiel à retenir est l'importance de constituer son « équipe » et de s'appuyer sur elle. Cette équipe comprend :

- **Vos professionnels de santé :** votre neurologue, votre médecin traitant, votre kinésithérapeute, votre ergothérapeute, votre orthophoniste, votre diététicien et votre conseiller en santé mentale sont tous des partenaires essentiels. Nous avons abordé la manière de communiquer efficacement avec eux et les questions à poser pour vous assurer de participer activement à vos soins.
- **Votre famille et vos amis :** Une communication ouverte, l'éducation et le soutien mutuel dans vos relations personnelles sont fondamentaux. La maladie de Parkinson touche toute la famille, et la surmonter ensemble, avec patience et empathie, renforce ces liens.
- **La communauté Parkinson :** Les groupes de soutien et les associations de défense des droits des patients offrent un soutien précieux, des expériences partagées et un

sentiment d'appartenance. Savoir que d'autres comprennent ce que vous traversez peut faire toute la différence.

N'hésitez jamais à tendre la main, à demander de l'aide, à partager vos fardeaux et à célébrer vos victoires avec cette équipe.

Un avenir forgé d'espoir et de résilience

Vivre avec une maladie évolutive exige résilience, adaptabilité et un espoir inébranlable. La recherche et le traitement de la maladie de Parkinson sont en constante évolution. Les scientifiques du monde entier travaillent sans relâche pour mieux comprendre la maladie, développer des traitements plus efficaces contre les symptômes moteurs et non moteurs et, à terme, trouver des moyens de ralentir, d'arrêter, voire d'inverser sa progression. Chaque nouvelle découverte nous rapproche de cet objectif.

En attendant ces avancées, la capacité de bien vivre avec la maladie de Parkinson *aujourd'hui* repose en grande partie sur vous. Elle repose sur votre engagement envers votre plan de traitement, votre engagement envers des habitudes de vie saines, votre volonté de demander du soutien et votre détermination à trouver de la joie et un sens à chaque journée.

Votre chemin vers l'avenir

En fermant ce livre, j'espère que vous vous sentirez mieux équipé des connaissances nécessaires pour comprendre la maladie de Parkinson, des outils pour gérer ses défis de manière proactive et de l'inspiration pour vivre une vie pleine et significative.

- **Continuez à apprendre** : Restez informé sur la maladie de Parkinson grâce à des sources fiables.
- **Soyez votre propre défenseur :** participez activement à vos décisions en matière de soins de santé.
- **Adoptez des habitudes saines :** faites de l'exercice et d'une bonne alimentation des éléments non négociables de votre routine.
- **Nourrissez votre esprit et votre âme :** explorez les pratiques corps-esprit et restez connecté socialement.
- **Cherchez de l'aide lorsque vous en avez besoin :** vous n'êtes pas un fardeau si vous demandez de l'aide.
- **Concentrez-vous sur ce que vous *pouvez* faire :** célébrez vos capacités et trouvez de la joie dans votre vie quotidienne.

Le parcours avec la maladie de Parkinson est unique pour chacun, avec son lot de défis et de victoires. Puissent les informations et les encouragements contenus dans ces pages vous accompagner indéfectiblement et vous aider à avancer sur votre chemin avec courage, connaissances et un espoir inébranlable. Vous avez la force, les informations, et vous n'êtes certainement pas seul.

Je vous souhaite bonne chance dans votre voyage.
Joanne J. Jackson

Printed in Great Britain
by Amazon

9c5abd87-d20a-414d-bbb9-a61b140c5ca9R01